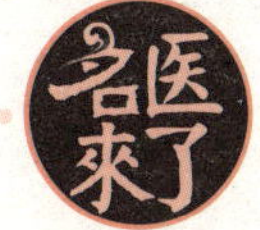

乳房好 女人才好

杜玉堂大夫教你中西医结合防治乳房疾病

杜玉堂 著

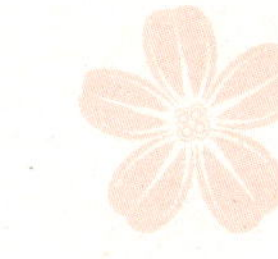

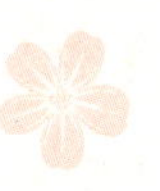

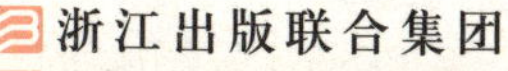

浙江出版联合集团
浙江科学技术出版社

图书在版编目（CIP）数据

乳房好女人才好：杜玉堂大夫教你中西医结合防治乳房疾病 / 杜玉堂著. —杭州：浙江科学技术出版社，2013.12

ISBN 978-7-5341-5805-6

Ⅰ.①乳… Ⅱ.①杜… Ⅲ.①乳房疾病－中西医结合疗法 Ⅳ.①R655.805

中国版本图书馆CIP数据核字（2013）第247411号

名医来了

乳房好女人才好

杜玉堂大夫教你
中西医结合防治乳房疾病

责任编辑：宋 东 王巧玲 王 群
特约编辑：胡燕飞 冷寒风
责任校对：梁 峥 李骁睿
特约美编：王道琴
责任美编：金 晖
封面设计：韩木华
责任印务：徐忠雷
版式设计：阮剑锋

出版发行：浙江科学技术出版社
地址：杭州市体育场路347号
邮政编码：310006
联系电话：0571-85170300转61704

制　　作：日知图书（www.rzbook.com）
印　　刷：北京天宇万达印刷有限公司
经　　销：全国各地新华书店
开　　本：710×1000　1/16
字　　数：200千字
印　　张：14.5
版　　次：2013年12月第1版
印　　次：2013年12月第1次印刷
书　　号：ISBN 978-7-5341-5805-6
定　　价：32.00元

推荐序

女人美丽如花，乳房是女人胸前鲜花两朵，要延长花期，就需要花心思，爱自己。

香消玉殒缘乳腺，乳腺人人都有，乳腺疾病不是女人的专利，必须珍爱它、捍卫它。因为每位女人都会成为母亲，健康的乳房是母亲送给孩子最好的礼物 。

乳腺健康的意义不仅仅是美、是爱，更是责任。乳房是“我的”，更是“我们的”，因为乳腺癌是世界女性第一杀手，每年夺走50万女性的生命。中国是乳腺癌发病率增长最快的国家之一，以每年3%～5%的速度递增，尤其在上海、北京、深圳、香港等大都市，以10%的速度疯涨，并呈年轻化趋势。

据悉我国公众每年定期做乳腺检查者不足30%，公众乳房日常养护知识贫乏。知识守护生命，为了自己的快乐、家人的幸福、社会的和谐，开卷有益。

首批中华粉红丝带关爱公众健康教育顾问杜玉堂教授结合自己几十年在中西医结合治疗乳腺疾病的临床经验知识，潜心撰写了《乳房好女人才好：杜玉堂大夫教你中西医结合防治乳房疾病》一书，强调预防为主，防患于未然，指出“乳腺癌”就是“美女病”，告诫“美女们”管理好自己的“荷尔蒙”，

关注女人的28天；同时指出正常适度及和谐的性生活对女性乳房的保健作用，性生活的质量直接影响到女性乳房的生理健康。资料显示，初婚年龄越大，乳腺癌发病率越高，这反映出正常的性生活对维持乳腺正常生理的重要性。当今社会女人扮演着双重性别、双重性格的角色，未释放的性别张力，在焦虑中压抑。当压抑的情绪有所波动，产生的消极悲伤情绪超过正常的生理限度时，就会造成生理失调，导致疾病的发生。因此保持乐观、放松、平和的心态，你会心情舒畅，肝气畅达，脉络中的气血调和顺畅，乳腺疾病也就不会找你了。

付印之前先睹力作，卷首缀语以飨读者，希望此书能提高公众积极、自主、自助关怀生命的能力，远离乳腺癌，胸前无事故。

中华粉红丝带关爱公益网创始人

粉红丝带关爱中国行公益项目总策划

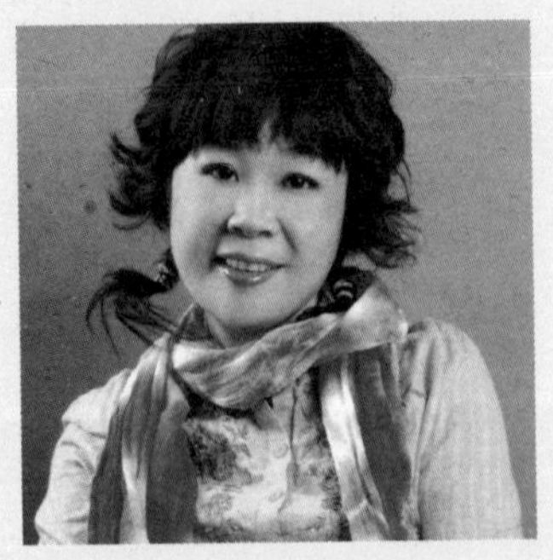

自序

中学时代，下乡深翻土地，吃半生不熟的窝头，胃中绞痛，校医急来，中脘一针，腹痛顿时缓解。眼看那根银针随呼吸上下摇摆，突然觉得有一种神奇的力量钻进我的心，遂暗下决心学医。我背诵了《本草备要》，熟读《针灸大成》，还学会了拔指甲、挖鸡眼。考大学时，我被北大医学院优先录取，但其实中医学院是我的第二志愿。6年医疗系毕业，因为喜欢中医就进入了北京中医药大学东直门医院外科工作，从此就当了医生。

病种千千万，不能全都干。路有千千条，只能走一条。1977年我选定了乳腺疾病作为自己的主攻病种。当时这是个妇科、外科都沾边，但两科都不管的空白地带。我要建乳腺科，当时的院长说："心脏病我搞了这么多年，也没个科，乳房那么小，怎能建个科？" 我争辩道："鼻子眼、耳朵眼小不小？却有耳鼻喉科；眼睛小不小？却有同仁眼科医院。"院长哑然无语。于是我开始"曲线救国"，先建立了北京市第一家乳腺医院，再回北京中医药大学东直门医院建立了拥有30张床位的乳腺科，从此走上了一条攻克乳腺疾病的艰辛、曲折之路。

万事开头难，一开始由于人们没听说过乳腺科，嘲讽、不屑……什么都有。后来，随着门诊量的增大和病房需求的增大，人们才逐渐意识到，原来乳腺病患者的需求如此强烈。36年后的今天，各地乳腺科已司空见惯，乳腺病人也有了专门的医生。

医生要执着，更要专注，到处刨坑而不挖井的人得不到清澈的甘泉。医生的工作，每天都会遇到新难题，不是简单的重复。医生这个职业就是不断学习的职业，不学习的医生就会被淘汰。知识技术的更新不受年龄限制，所以医生永不会退休。前路漫漫我靠什么前行？唯有一把刀，一把草。我发明了第一个乳腺新药——乳块消，获得了中医药大学第一个专利——中药乳罩。我给《人民日报》写过内参倡导两癌普查；我驾驶过乳腺手术普查车周游各地；我也曾发表过科普文章给群众普及乳房保健常识。忙活到了70多岁时，我又碰到了一种难治的、发展中国家的常见病——乳腺肉芽肿性炎，虽然它挡住了我的登山之路，但我不能退下来，还要继续攀登。

不敢说我是开创乳腺专业的元老，但我知道自己不管走到哪里都会痴心不改，不变专业。我的一生，就治一个病，那就是乳腺病。这也许就是天注定。

乳腺是女人的第二张脸，处在人体的黄金分割点。如果女性没有乳房，人类还能延续吗？如果跟男性一样，还有女性美吗？乳房美是女人整体美的不可或缺的一部分。乳房好，女人才好，其中含义不言自明。

乳腺器官虽小，病种不多，但牵动着每个家庭。家庭是社会的细胞，女人是细胞核。细胞核溶解，细胞即死亡，家庭就解体。没了女人，家哪还像个家？乳房虽重要，但却是终身隐蔽不见天日，这就给健康杀手提供了藏身好去处。乳房最危险的杀手就是乳癌，乳癌危及生命，所以让人恐惧；因为病因不明，所以防不胜防。乳癌只能靠早发现、早治疗，但早发现的前提就是大众要具备防癌的知识，愚昧、无知肯定是晚期不治的帮凶。妇女要自检，丈夫要协助。我以前有一句警言：“妻子的乳癌，丈夫要负一半责任，至少你没能早发现。”所以这本书，男人也要必读。

乳腺增生带来烦恼，乳房炎症造成痛苦，乳房肿块引起困惑，乳房畸形产生自卑，乳房诸多问题均不可小视。女人天生乐于奉献，为了孩子，为了亲人而往往忽略自己。但如果没有健康的身体，拿什么奉献给亲人？我的病人大都是丈夫陪着来住院，孩子没人管，泪水汪汪，凄凄惨惨。如果大家具备防病知识，早一点来就

诊，何至于如此！做为一位专职的乳腺医生，希望我提供的乳腺保健、防癌防病知识，能给大家带来力量。但愿每一个女人的乳房都十分健康美丽！

目录

◆第一篇 认识乳房：多一分知识，就多一分健康

⊙第一章 由外到内认识乳房

乳房是我们再熟悉不过的人体器官，但是你了解乳房的外观结构和正常形态吗？当某一天，你突然发现自己的乳房形态有些异常，是不是有些担忧：会不会患了什么病？如果深入乳房内部，结构又是怎样的？到底什么在决定着乳房的最终发育？

⊙第二章 关注乳房发育

对于女性来讲，一对发育完好的乳房，可以大大增加胸部的曲线，使自己更具有女人魅力。而从医学的角度来说，乳房不仅需要美，更需要健康，因为健康的乳房对于女人益处多多——为婴儿提供充足的母乳、为完美的性生活增加活力……

◆第二篇 乳房三大疾病：及早防治保健康

⊙第一章 乳腺增生症——发病率最高的乳腺疾病

乳腺增生症是最常见的乳腺疾病之一，白领女性最容易患此病症。这到底是何原因？走进本章，你会彻底了解乳腺增生症“纸老虎”的伪面孔，了解中西医治疗乳腺增生症的主要方法，从而为防治此病做好充分的准备。

⊙第二章 乳腺炎——不可轻视的妇女常见病

乳腺炎是一种妇女常见病，有慢性和急性之分，其中，乳腺瘘管、肉芽肿和浆乳都属于慢性乳腺炎，而急性乳腺炎则是产妇最易患的一种乳腺疾病。本章将详细讲解如何正确识别这些疾病和怎样做好预防和治疗工作。

⊙ 第三章 纤维腺瘤——最常见的乳房良性肿瘤

乳腺纤维腺瘤是年轻女性的常见病和多发病，虽然它和“瘤”沾边，却属于良性肿瘤，自身的症状并不明显，但是却有发展的可能。所以我们要提高警惕，防止乳腺纤维腺瘤转化为乳腺癌，否则到时后悔晚矣！

⊙ 第四章 乳腺癌——女性最致命的恶性肿瘤

乳腺癌是世界范围内对女性威胁最大的癌症之一，同时也是发病率最高的癌症之一。据权威医学资料统计，全球每13分钟就有1人死于乳腺癌。那么乳腺癌的发病因素有哪些？早期症状是怎样的？如何进行防治？

◆ 第三篇 乳房保健：让健康和美丽伴随女人一生

⊙ 第一章 乳房自检是三十岁以上女人的必修课

虽然女性对乳房的保健意识逐步增强，但是由于平时生活和工作太忙，很多人都难以抽出时间去医院做定期检查。这种情况下，掌握乳房自检的正确方法就格外重要。而在自检过程中，一些常见的“异常”，也应该引起我们的注意，防止其发生恶变。

⊙ 第二章 呵护乳房，从饮食开始

合理调节饮食来防病祛病，已经成为现代人保健的常用方式。那么对于预防乳腺疾病，我们又该如何从饮食上来进行调理？本章所介绍的几种乳房保健的食疗方法，简单易行，效果显著，可以让白领女性坐在餐桌前就能轻轻松松地呵护乳房。

⊙ 第三章 按摩，给乳房加道健康保险

按摩在中医上具有悠久的历史，可以通过刺激自身穴位、经络，以疏通气血，平衡阴阳，从而起到调整机体、医病治病的作用。而乳房是女性的敏感部位之一，周围分布着很多穴位，若能经常按摩这些部位，就会有效刺激身体分泌激素，增强脑下垂体和卵巢激素分泌的功能，促进局部血液循环，从而让乳房组织发育得更好、更健康。

⊙ 第六章 六大特殊时期的乳房保健

对于女性来说，由于自身的生理特点，乳房会在六大特殊时期呈现出不同的发育情况。对此，我们一定要掌握各个时期保健乳房的“诀窍”，这样才能让乳房陪伴我们顺利走过一生，健康一生！

⊙ 第七章 如何正确应对丰乳诱惑

作为女人，谁不希望自己的双乳丰满性感，增加形象魅力，吸引众多异性的眼球？于是，在丰乳行业大行其道的今天，很多为乳房而自卑的女性纷纷使用美乳保健品或通过手术来让乳房“鼓”起来。殊不知，丰乳要适度而行，切不可盲目跟风，否则就会给乳房健康埋下诸多隐患！

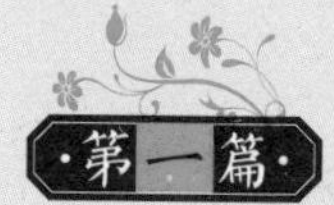

第一篇

认识乳房：多一分知识，就多一分健康

作为女人，你对自己的乳房了解多少？乳房内部的结构到底是怎样的？乳房发育过程中有哪些被人忽略的奥秘？如何正确进行乳房自检？自检过程中，哪些异常的小症状值得我们警惕？爱美的女性们，请花点时间关注一下乳房吧，因为只有认真呵护它，你的身体才会更健康、美丽。

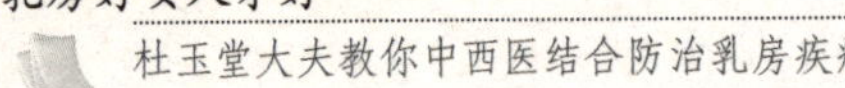

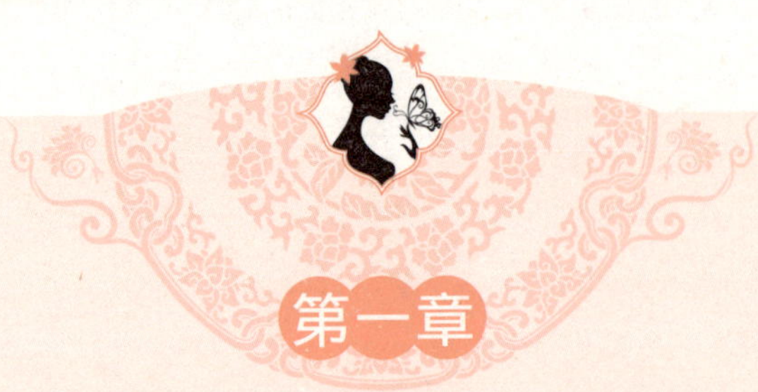

第一章

由外到内认识乳房

乳房的位置、外观结构与形态

乳房是每一位女性都非常熟悉的一对体表器官，但很少有人知道乳房正常的形态和美丽的标准，所以有些女性朋友在发现自己乳房形态有些异常的时候，搞不清到底是不是得了病。那么乳房的位置、外观结构及形态应该是怎样的?

首先看乳房的位置和范围。

在正常情况下，乳房应位于两侧胸部胸大肌的表面。具体一点来讲，就是位于胸前的第2至第6肋骨之间，内缘靠近胸骨旁，外缘贴近腋前线，乳房肥大的可达腋中线。乳房内侧三分之二位于胸大肌表面，外侧三分之一超过胸大肌腋缘而位于前锯肌表面。当然，乳房的位置与年龄、体型及发育程度有密切的关系。已成年女性的乳房已基本发育完全，一般在第2至第6肋骨之间；青年女性的乳房则一般位于第4肋间隙或第5肋与锁骨中线交点外1厘米左右处；

中年女性的乳房位于第6肋骨与锁骨中线交点外1～2厘米处。也就是说未婚姑娘的乳房位置显得略高，随着年龄增大，哺乳后乳房位置略显低垂，乳头轻度偏离锁骨中线而向外倾。

其次，看乳房的外观结构。

正常乳房呈筒状或圆锥状，中心部位是乳头，两侧对称。乳头直径为0.8～1.5厘米，高1厘米，其上的皮肤比较粗糙，呈颗粒状，表面有15～20个乳腺导管开口。在乳头周围有一圈颜色与乳头相同的棕色皮肤，这就是乳晕，理想的外形是直径约三四厘米的正圆形。乳晕的皮肤较薄，有时甚至可透过皮肤看到皮下浅静脉。乳晕的内部结构很丰富，表面有皮脂腺开口，里面有皮脂腺、汗腺及错综交杂的淋巴网。乳晕的颜色并非一成不变：处于青春期的女孩的乳晕一般呈现玫瑰红色；处于妊娠期和哺乳期的女性不仅乳晕色素沉着会加深，呈现深褐色，同时乳晕部位的范围也会加大。

最后，看乳房的正常形态。

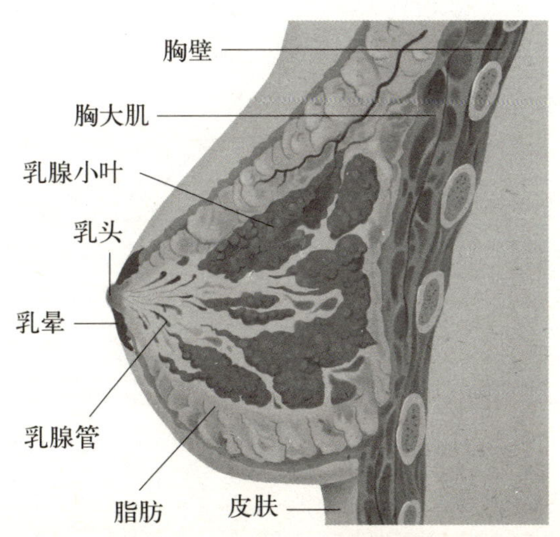

乳房内部结构示意图

说起乳房的形态，很多女性朋友都会有这样的疑问：为什么我在浴池洗澡的时候，发现很多女性的乳房大小都不一样？其实，乳房的正常形态并没有一个严格的标准，个体之间存在较大的差异。这是由很多因素造成的，如种族、遗传、年龄、哺乳等，除此之外，乳房在不同时期也会呈现不同的形态。例如处于青春期少女的乳房，一般就比较娇小、挺拔且质地饱满；青年女性的乳房则丰满、圆润且富有弹性；成年女性的乳房一般呈半球形或圆锥形，轮廓均匀，两侧大小相似且基本对称；哺乳后的乳房会有一定程度的下垂和松弛，略显扁平；上了年纪的妇女常常因为身体各项机能的退化而导致乳房萎缩下垂，缺乏弹性，显得较松软。

看到这里可能有些朋友还是不太明白：到底什么形状的乳房才算正常？以下五类乳房形状一般来说是乳房正常发育的结果。

第一种是扁平形乳房。这类乳房的形状美感较差，乳头与乳晕的高度不够，比较低平，所以就显得不那么饱满、挺拔。

第二种是圆盘形乳房。这类乳房比较健美，因为它的乳头和乳晕有一定高度，总体看来由高而低逐渐低平，就像是一个圆盘，很有美感。

第三种是半球形乳房。这类乳房的圆周半径有两个特点，高而均等，所以形状很漂亮、性感，是最理想和最健美的一种乳房形态。

第四种是圆锥形乳房。圆锥形乳房的特点是隆起尖长，基底的圆周平面和乳头线接近90°角。这种乳房形态也属于正常情况，不过健美度一般，没有圆盘形和半球形乳房理想。

第五种是下垂型乳房。同扁平型乳房一样，下垂型乳房也很不讨人喜欢，因为这类乳房皮肤松弛，不够饱满，很大程度上损害了女性胸部正常的曲线美。拥有此类乳房形态的女性，多是因为产后皮下脂肪减少、保养不当造成的，所以从根本上来讲也属于正常的乳房形状，但是缺乏美感。

以上五种乳房形状属于正常发育，除此之外，就是不正常的了，比如乳头内陷病症等，这在后面的章节中会分类叙述。

总之，女性乳房的发育因受年龄及各种不同生理时期等因素的影响，会在位置和形态等方面存在较大的个体差异。认清这一点，就可以尽量避免将属于正常范围的乳房形态看作是病态的，从而产生不必要的思想负担。

乳房的内部结构

乳房的内部结构并非如想象的那样简单，它就好比一棵倒着生长的“小树”或“葡萄串”，可谓精致细密。总体来说，乳房内部主要由三大组织构成，即腺体、脂肪和纤维结缔组织。

首先介绍腺体组织。乳房的腺体位于皮下浅筋膜的浅层与深层之间，主要是由15～20个腺叶组成，每一个腺叶由无数个腺小叶组成，而每一个腺小叶又由30个左右的腺泡组成。这些腺泡紧密地排列在小乳管周围，其开口与小乳管相连。多个小乳管汇集成小叶间乳管，最后汇集成一根整个腺叶通向乳头的集合导管（大导管）。

腺体组织是乳房最重要的组成部分，是乳房的主体成分，主宰着乳房的生长发育，并负责泌乳。但是这个主体也要受管制，那就是激素。激素虽然数量极少，但对腺体组织的作用却非常的大。这一点主要体现在妊娠期和授乳期，妊娠期的时候，在雌激素和孕激素的作用下，乳腺腺体内的小导管和腺泡会迅速地增生，脂肪组织也会相应地减少。而到了妊娠后期，腺泡在垂体分泌的催乳激素影响下，就会开始分泌含有脂滴、乳蛋白、抗体等物的初乳。

另外，激素对乳房腺体的作用还体现在月经期。因为在每个月经周期，在激素作用下，乳房会逐渐增大然后再复原。而熬夜、暴食、情绪激动也会直接影响激素水平，使其“动荡不安”，这样一来就会大大影响乳腺组织，极易引起乳房病变。

当然，乳房的腺体组织并不是一成不变的，随着女性年龄和生理状况的变化，腺体也会有相应的变化，可分为静止期乳腺和活动期乳腺。所谓的“活动期”，就是上面我们所讲的女性在妊娠期和哺乳期受激素作用下而泌乳。静止期乳腺则是指没有怀孕的女性乳腺，它不具备泌乳功能，并且这个时期里的腺体也不发达，仅有少量导管和小的腺泡，脂肪组织和结缔组织比较丰富。

下面来看乳房的脂肪组织。

脂肪组织在乳房结构中占有很大比重，除腺体丰满程度外，脂肪含量的多少也是决定乳房大小的重要因素，腺体组织和结缔组织都是漂浮在脂肪之中的。这一点其实也很好理解，在我们周围，一般身材比较偏胖的人，乳房会相对大一些，反之就会小一些。当然这个说法并非绝对，只是通常意义上，胖人的乳房中脂肪积聚得较多，所以乳房较大；体瘦的人乳房中脂肪积聚也相应减少，乳房自然也就小些。所以平时多食用一些含有足量动物脂肪和蛋白质的食品，如肉类、鱼类、坚果类，对于乳房的丰满是非常有必要的。

与此相反，有些朋友，尤其是年轻的女性，为了追求骨感美而盲目节食、偏食，这种做法其实对乳房的危害很大。或许节食一段时间后，你的腰细下来了，体重也减了，但是胸部由于脂肪摄入量跟不上，也会因此严重“缩水”。这样一来，乳房发育不健全，干瘪无形，缺乏美感。所以，为了乳房的健康与美观，同时也为了身体其他部位的正常发育，女性节食一定要适度。

再来看乳房的结缔组织。

同腺体组织一样，结缔组织对于女性乳房形状的美观也同样起着决定性的作用，因为它通过韧带与胸大肌筋膜和皮肤结合在一起，就像一个提篮，可使乳房悬挂在胸前，并防止其下垂。但是大家要注意，结缔组织是非常脆弱的，因为它不像腺体组织那么有弹性，一旦被过度拉伸导致韧带断裂后就很难复原，这样最终会造成乳房下垂。所以，提倡青春期的女孩应在乳房良好发育后再穿戴文胸就是这个道理，因为文胸正好可以帮助结缔组织起到撑托乳房的作用。

既然结缔组织对乳房的坚挺、圆润起着很重要的作用，那么怎样才能使其更好地发育呢？这就可以通过持续的、有效的运动来实现。因为这些结缔组织与胸大肌是直接相连的，胸大肌锻炼好了，结缔组织就会跟着“沾光”，从而更好更完美地发育成长；相反，如果忽视了对胸大肌的锻炼，结缔组织萎缩，最终就会导致乳房干瘪、萎缩和下垂，所以从这一点来说，女性朋友们一定要注重锻炼，保证结缔组织的强韧性。

除了以上三大组织外，乳房内还分布着丰富的血管、淋巴管及神经。这些组成部分也很重要，对乳腺有营养和维持新陈代谢的作用。了解了乳房内部结构，可加深对乳房生理过程及病理变化的认识，能更好地防治乳房疾病。

性激素是乳房发育的原动力

乳房是否健康、圆润、挺拔，性激素起着直接作用，另外生长激素、甲状腺激素，垂体激素等多种激素也参与调节。如果出现其中某一种或几种激素分泌紊乱，或各种激素之间的平衡失调等现象，就会直接或间接地影响乳腺的生长状态及其生理功能。

对乳房发育产生直接作用的因素主要有三大类，即雌激素、孕激素和催乳素。

先来了解一下雌激素。雌激素是由卵巢和胎盘分泌的一种女性激素，在非妊娠期，雌激素主要由卵巢来分泌产生。当然，除了卵巢外，胎盘、肾上腺皮质、脂肪组织也能产生雌激素，只是量少一些。女孩子进入青春期后，卵巢开始发育，同时分泌雌激素。这时雌激素的主要作用是促进和调节女性性器官的发育和机能活动，并激发第二性征的出现。乳房则首当其冲，也就是说，乳房开始发育是青春期来临的前奏曲和冲锋号。一般在月经初潮的前三四年，相当于小学五六年级或初中一年级的时候，在雌激素的作用下乳房开始发育，此时乳头颜色加深，乳晕增大，稍稍隆起。

我们再来看看另一个对乳房发育起重大作用的性激素——孕激素。孕激素又叫黄体素，主要是由卵巢的黄体细胞分泌，黄体是由卵泡成熟排卵后变成的。妊娠期由胎盘分泌出孕激素。孕激素中最具有生理活性的是孕酮，这种物质能够促进乳腺小叶以及腺泡的发育，并可以与雌激素等共同作用，使乳腺得到充分发育，同时还对乳汁的生成具有一定的辅助功能。当然，孕激素对乳腺发育产生作用，不仅要有雌激素的帮助，而且也必须有完整的垂体功能系统：下丘脑—垂体—卵巢性腺轴，这样才能“同心协力”共同完成对乳腺的发育作用。

最后是催乳素。催乳素是由垂体前叶嗜酸细胞分泌的一种蛋白质激素，是一种极其活跃的细胞因子，既调节了多种生理功能，也参与了多种疾病。催乳素的主要作用是促进乳腺的生长发育，并发动和维持泌乳。在青春发育期，催乳素在雌激素、孕激素及其他激素的共同作用下，能促进乳腺发育；在妊娠期，催乳素可使乳腺得到充分发育，使乳腺小叶终末导管发展成为小腺泡，为哺乳做好准备；分娩后，雌激素和孕激素就会迅速下降，从而解除了妊娠期对催乳素的抑制作用，同时随着催乳素在分娩后的大量增加，乳腺开始泌乳。泌乳会随着规律性哺乳的建立及婴儿不断地吸吮乳头而产生反射，刺激垂体前叶分泌催乳素，使泌乳可维持数月甚至数年。

除了以上三大性激素能够直接影响乳房的发育外，还有一些激素对乳房发育有间接的作用，如雄激素、生长激素、肾上腺皮质激素等。

总之，主宰乳房发育的主要因素就是性激素，尤其是雌激素、孕激素及催乳素。雌激素主要是刺激乳腺管的增生，孕激素则促使腺泡的发育，但是这两种激素产生作用的前提是必须有垂体前叶激素的参与及催乳素、卵泡刺激素、促黄体生成素、生长激素、糖皮质激素、胰岛素、雄激素等的共同作用，它们才能构成完整而复杂的内分泌网络，只有这个系统正常运转，才能使乳房达到充分发育，才能完成各项生理功能。

下丘脑—垂体—卵巢性腺轴与乳房发育息息相关

前面我们讲过，性激素，特别是雌激素和孕激素在乳房发育过程中起着至关重要的作用，而且这两种激素又主要是从卵巢分泌而来的。下面就介绍一下卵巢分泌激素的过程。

卵巢激素的分泌会受到严格调控，即下丘脑通过分泌促性腺激素释放激素来影响脑垂体，然后脑垂体通过分泌促性腺激素来影响卵巢的激素分泌。可见这是一个很微妙的调控系统，医学上称之为“下丘脑—垂体—卵巢性腺轴”。女性到了青春期之后，下丘脑—垂体—卵巢性腺轴也会趋于成熟，从而分泌出雌激素和孕激素等激素，在这些激素的共同作用下，乳房开始发育、增大。

在“下丘脑—垂体—卵巢性腺轴”这个系统中，卵巢起着很关键的作用，它的健康状况对雌激素和孕激素的分泌有着直接影响。当卵巢出现病变，如发育不良、多囊卵巢、畸胎瘤等，雌激素和孕激素的正常分泌就会受到影响。身体随之而来会出现一系列异常征兆，如身体臃肿、脸色灰暗、月经失调甚至闭经等。此外还会使乳房产生疾病，如乳房发育不良、乳腺增生等。

所以卵巢保养非常重要，请注意以下几点。

首先是最主要的一点，就是要培养良好的生活习惯。

尤其是正处在发育中的女孩子，一定要合理安排生活，做到起居有规律、睡眠充足、劳逸结合。除此之外，女性朋友们在生活中还要学会自我调节不良情绪，保持心情愉快。因为情绪对卵巢的影响也很大，尤其是现代女性，处于激烈的竞争中，精神压力较大，如果不适当调节和宣泄，时间一长，就会引起植物神经功能紊乱，影响内分泌系统，从而导致卵巢功能过早衰退，甚至促使更年期提前到来。

其次要注意饮食。

除了要培养良好的生活习惯外，女孩子还要注意在日常的饮食中多吃一些对乳房发育有帮助的东西，如圆白菜、菜花、芝麻油等，这些食物中都富含维生素E，能有效调节激素正常分泌。

第三点就是要进行适当的运动。

运动对保养卵巢有一定好处，如瑜伽能够通过特殊的姿势和特殊的呼吸方式，加上身体运动与精神调整相配合，有效疏通女性器官的气血循环，调整激素的分泌，从而起到保养卵巢的作用。卵巢好了，乳房的发育自然也就正常了。

这里顺便回答一下关于现在美容院里“卵巢保养”的按摩的问题。其实这种按摩方式是错误的。从解剖学上看，卵巢在盆腔的深部，前面有膀胱，后面是直肠，当人平躺时是触摸不到卵巢的，所以采用一般的按摩方法是很难产生作用的。至于按摩时所用的精油，也不可能渗入到卵巢里，顶多也就是渗入皮肤中，而任何经过皮肤吸收的物质，都要经静脉进入体内循环才能到达相应的组织器官。因此从这两点来讲，美容院所打出的这种“卵巢保养回春”的方式，只不过是一个美丽的神话，是商业的广告词而已。真正有利于卵巢保养的方法，还应该是上面所讲过的那些知识。所以在此奉劝女性朋友，尤其是那些进入更年期后的女性，千万不要被产品的广告所迷惑，采用正确的按摩和保健才能使乳房健康美。

不过，在我们人体穴位中，的确有一个穴位对卵巢保健有很大帮助，那就是关元穴，位于腹部前正中线上脐下四横指处。

中医认为，关元穴具有培养和补充人体元气的功能，所以临床上多用此穴来治疗因元气亏损所导致的泌尿和生殖系统疾患。现代医学研究也证实，经常按揉震颤关元穴，可调节内分泌，从而达到治疗生殖系统疾病的目的。震关元是专业按摩医生的高难度手法，体力耗损较大，因此非一般人所能为。但是大家在平时可多按揉这个穴位，对保养卵巢非常有好处。

除通过呵护卵巢来促进乳房正常发育这种间接方式外，有没有能够直接促进乳房发育的针对性做法呢？有，那就是乳房按摩。我们可以在平常闲暇的时候对乳房进行自我按摩，因为按摩能促进乳房和胸脯肌肉的血液循环，按摩使胸部的血管扩张，减少血流的淤滞，加快乳房内静脉血的回流。再者就是体育锻炼。经常做扩胸、深呼吸、甩手、转腕等上肢动作，就能起到通经活络、疏通气血的作用，同时还能有效牵拉乳房及周围肌肤参与运动，从而促进乳房发育。

总之，卵巢与乳房发育息息相关。为了促进乳房的良好发育，我们一定要“饮水思源”，时刻注意对卵巢的正确呵护。

第二章

关注乳房发育

乳房发育偏早与发育偏晚

对于青春期的女孩子来说，乳房的发育速度并不一致。因此，有些乳房发育较晚的女孩子，当在公共浴室洗浴或集体活动看到同龄女孩的胸部已经开始明显隆起的时候，她们很容易就会为自己的乳房还没有开始发育或发育得比较小而不安，甚至怀疑自己的乳房发育是否正常；而与此相反，那些乳房发育得较大的女孩子则常常为此而难为情，有的甚至以此为丑，想方设法刻意掩饰自己的胸部。比如，走路时低头含胸，穿紧身衣束胸等。其实这样做是错误的，结果只会限制了乳房和胸廓的正常发育。束胸的做法更是不可取，会压迫乳房使乳头凹陷、乳腺发育不良，极易造成将来泌乳和哺乳困难，也容易引发乳房疾病。所以，对于青春期的女孩来讲，正确看待乳房发育至关重要。

事实上，乳房发育偏早或偏晚都是有一定原因的。彻底弄清楚这一点，对纠正女孩子们的某些错误的认识是非常必要的。

我们先来看看乳房发育偏早的情况。其实，乳房发育偏早在现代女孩子中普遍存在，大可不必为此焦虑不安。因为随着生活水平的日益提高，人们的饮食水平与过去相比大大改善了，女孩普遍呈现早熟状态，乳房发育也偏早；另外，由于营养过剩，有些女孩比较肥胖，使乳房显得更丰满，也造成了乳房发育偏早的假象。当然，遗传因素也是一大原因，如果母亲的乳房较大，那么女儿的也多数较大。除此之外，还有一个因素可能很多人都不知道，那就是气候因素。全球气温的持续升高也会使身体“早熟”甚至是乳房的“早熟”，这有点像我们常说的“温室效应”。

再来看看乳房发育偏晚的情况。导致乳房发育偏晚的主要原因是激素缺乏。前面我们讲过，乳房的发育过程受垂体前叶、肾上腺皮质和卵巢内分泌激素的影响，即垂体前叶产生激素而间接影响乳房发育，卵巢产生雌激素、孕激素直接促进乳房发育。除了上述几种激素外，生长激素、胰岛素等也是乳房发育不可缺少的。除此之外，种族遗传、体质及疾病等因素，也可导致乳房发育偏晚。这一点其实也很好理解，比如西方女性的乳房就比东方女性的丰满，这是一种种族差异；如果母亲瘦小，女儿的乳房也不丰满，这可能就是遗传的因素；体胖的人因为脂肪积聚，乳房显得充实而突出，而消瘦的人脂肪积聚少，乳房就显得小而平坦，这是个人体质的问题。如果没有以上因素，就要注意是不是得了垂体前叶功能减退症、垂体性侏儒症或是原发性卵巢发育不全等病症而影响到乳房发育。

从一般意义上来讲，乳房发育的早晚并不影响其今后发育的快慢，也不影响成年后乳房的大小和形状，只要生殖器官发育以及月经均正常，就不会影响成人后的哺乳功能和生育能力。当然，如果月经初潮后很长时间乳房还没有开始发育，就有可能属于乳房发育不良，这个时候家长最好尽快带孩子去医院寻求医生的帮助，尽早确诊，以便采取对策。

弄清楚了乳房发育偏早及偏晚的原因和影响后，我们不难得出这样的结论：青春期的女孩子，乳房发育偏早或偏晚其实都无大碍，只要生殖器官及月经都正常，一般不会影响乳房以后的功能，也不会影响成年后乳房的大小和形状，就像人长身体一样，有人先长，有人后长，所以不必过分担忧。

乳房不仅需要美，更需要健康

乳房的独特魅力在于：女人的胸围与自身魅力有一种正比关系。这要从男性的乳房情结说起。乳房情结简单来说就是男性对女性乳房的迷恋，与性有很大的关系，其实就是一个视觉和触觉上的特殊感受。对于男性来说，女性的乳房不仅能诱发他们的性幻想，更重要的是在性接触中，男性常常会爱抚对方的乳房和乳头，从而能够更加激发性欲，享受性爱过程；对于女性来讲，乳房本身就是展示自身性魅力的一种主要手段，并且在性爱过程中，当受到男性的爱抚时，可以更快地促进性高潮的到来。因此，无论是从男性角度还是从女性角度来分析，乳房无疑与性紧密相连。

当然，并不是所有乳房都能吸引男人的眼球，让人展开美好的性幻想。例如，非洲难民营比比皆是的干瘪乳房，除了让人震撼外，绝对无法带来美感，更别谈吸引眼球了。所以女性乳房的性感美，是乳房外在展现的最主要的方面，同时也是绝大多数女性所追求的目标。但是，光有性感美并不算是真正的好乳房。乳房存在的意义并非只是为了增强女性胸部曲线和吸引男性的目光，最为主要的，乳房作为身体的一部分，也担当着传宗接代的责任，所以它更需要被健康地呵护。如此“内外兼修”，才能让女性从内到外散发出迷人魅力。

但是目前很多女性搞不清楚这一点，不顾乳房健康，片面追求性感美，这样做其实就失去了乳房存在的真正意义。最严重的问题是现在有很多乳房疾病都与追求性感密切相关：首先，乳腺增生症是白领女性常见的疾病，这与她们一味追求胸型，使用紧绷的性感胸罩有很大关系，因为长期佩戴这种胸罩不仅不利于乳腺的正常发育，还极有可能造成乳腺结构紊乱；其次是乳腺炎，很多女性为了保持乳房性感的形象而不愿意哺乳或哺乳时间不够，有的甚至使用“回奶药”过早结束哺乳期。这些措施都会阻止乳汁充分排空，造成乳汁潴留，很容易引发各种乳腺炎症；再者，乳腺纤维腺瘤也是很多女性追求乳房性感造成的，因为像丰乳霜、美乳膏、口服激素药物等药物内含有很多激素，长期服用势必会给体内环境带来冲击，甚至造成内分泌紊乱；最后，片面追求性感长期使用隐性文胸或胸贴，其中的硅胶成分对皮肤有刺激作用，可能引发乳房皮肤溃烂，这种现象已得到大量临床病例证实。而乳房皮肤溃烂，就有可能进一步刺激乳腺组织癌变，从而引发乳腺癌。

有人曾这样来描述乳房："乳房虽然是性、生命与哺育的亘古不变的符号，却也同时承载了疾病与死亡，现在，乳房必须与它的这个意义搏斗。"简短的一句话，给那些片面追求乳房性感美的女性敲响了警钟。乳房所需要的，不仅仅是性感，更要有健康，两者缺一不可。这样的乳房，才是真正意义上的乳房，是真正的好乳房，拥有这样的乳房，女人的一生才会永远的自信、美丽。

乳房最伟大、最基本的生理功能——哺乳

从根本上来说，造物主之所以赋予女人一对美丽的乳房，最重要的是用它来繁衍后代，为下一代的健康成长做贡献。所以我们说，哺乳是乳房最伟大、最基本的生理功能，用乳房来抚育宝宝的妈妈是艰辛而伟大的，也是最美、最性感的。

但乳房为什么会在生产后分泌乳汁呢？这还要从乳房的泌乳功能说起。对于女性来说，泌乳是乳腺的重要功能之一，少了泌乳这个功能，就不能哺乳。那么泌乳到底是怎么发生的？乳房内的腺体组织主要分为腺泡、腺叶和导管三大部分，它们的生长发育都要

依赖不同的激素，其中雌激素主要作用于导管，孕激素主要作用于腺泡。这样一来，性激素诸如雌激素、孕激素等决定了乳腺的生长发育，也构成了泌乳的“硬件”基础。到了妊娠期，除了以上激素外，胎盘还会产生大量的泌乳素，使乳房进一步增大，但这个时候一般不泌乳。当分娩后，雌激素、孕激素突然下降，在泌乳素和催产素的协同作用下出现泌乳，尤其是在哺乳时，婴儿的吸吮能够使泌乳素反射性地增加，乳汁持续分泌。

彻底明白了女性乳房最基本的生理功能——哺乳的奥妙后，我们再来说说与哺乳最密切的一个话题：母乳喂养。母乳喂养到底好不好？肯定好。可是时下越来越多的母亲却不愿意用自己的乳汁来喂养孩子，而是纷纷转向奶粉喂养。究其原因，是因为随着社会的进步，女性朋友特别是生活在都市的女性，工作和生活压力空前增加，使得她们没有时间哺乳，此外，她们还担心哺乳会使乳房下垂及以后造成身体肥胖而不愿意哺乳。

但是哺育新的生命是每个女人最伟大的义务，母乳喂养也是人类最本能的哺育方式，哺乳的母亲最伟大，哺乳的妈妈最美丽。与此相比，哺乳后乳房可能会下垂就不能称之为问题了。因为当你用乳房来哺乳小宝宝时，你才会感受到乳房最有价值的存在。基于这一点，每个母亲都应当尽量用自己的乳汁哺育自己的宝宝。事实上，这样做不仅对宝宝有好处，对母亲也有很多益处：首先，母乳喂养不仅有助于产妇子宫复原和体形恢复，还能保护母亲不受一些疾病的侵扰，如乳腺癌，现代医学研究证明，那些哺乳期超过25个月的妈妈们所患此病的几率要比从未哺乳的妇女少三分之一；其次，母乳的营养价值最符合宝宝健康成长的需要。因为母乳里含有婴儿前六个月需要的“所有营养”，而且容易消化，尽管科学家与营养学家不遗余力地改良代乳品，使其营养价值尽量接近母乳，但终究无法取代母乳的地位。特别是初乳里面含有的各种免疫球蛋白，就像是一个“金钟罩”，对于提高宝宝的免疫力、疾病抵抗力有着重要的作用。此外，母乳喂养能够帮助女性成为一个好妈妈，因为这种喂养方式是母亲理解和满足宝宝需求的最自然、最有效的途径。因此，很多母亲都在感叹：“喂奶是学习如何当一个好妈妈的自学工具。”

当然，哺乳除了以上几点好处，还更加经济，且有益环保。另外，母乳喂养也已引起国际卫生组织的足够重视，每年的8月1日至7日是世界母乳喂养周，是国际母乳喂养行动联盟为保护、支持和促进母乳喂养而开展的一项重要活动。

从乳房最伟大最基本的生理功能及母乳喂养的种种利处来综合分析，我们不得不说，哺乳是乳房存在的最伟大的价值。所以在此劝告天下的母亲：为了孩子的健康，同时也为了您自己，尽量采取母乳喂养吧。

乳房是女性第二性征的重要标志

性征，顾名思义，就是区别男女性别的特征。根据生物学理论，决定性别的主要因素是性器官，所以，性器官被称为“第一性征”或“原始性征”。比如男性的阴茎、睾丸、附睾、精囊腺、输精管、前列腺等，女性的卵巢、输卵管、子宫、阴道等，这些都属于第一性征。所以依据这个划分，“第二性征”指的就是除了生殖器官以外两性之间的生物学特点，又被称作“副性征”。而具体到女性的第二性征，则是指女性在青春期所分泌的性激素作用下逐渐发育而成的一些性别特点，如乳房的发育隆起以及阴毛、腋毛的生长等。

那么乳房为何有“资格”成为女性第二性征的重要标志呢？这还要从乳房的发育说起。我们知道，两性的性染色体所携带的基因也有所差异，而基因调控下的性激素种类及发挥作用的方式也迥然不同。例如，雄性激素如睾丸酮支撑着男人的体格发育，而女人体内有远超过男人的雌激素、孕激素。在新生儿时期，由于母体内的雌激素可通过胎盘进入婴儿体内，引起乳腺组织的增生，所以大多数新生儿在出生后的2～4天，就会在乳头下面出现一个像米粒大小的小硬结，并流出一些像乳汁一样的东西。有些新妈妈不懂得这些，误以为是什么病症，忧心忡忡。其实这种现象是很正常的，随着母体激素的逐渐代谢，这种现象会在婴儿出生后的1～3周自行消失，因此，父母千万不要胡乱“挤压”小硬结。因为挤压后会使皮肤破损，细菌就会乘机侵入乳腺，引起乳腺发炎化脓，严重时可导致败血症。即便不发生细菌感染，用力挤压新生儿乳房也有可能损害乳房的组织结构和功能，这无疑对孩子以后的乳房健康非常不利。

青春期是女性第二性征表现最为活跃的时期，而乳房表现尤为突出。这个时候，受雌激素、孕激素等各种内分泌激素的影响，促使乳房发育的激素开始大量分泌并发挥作用。从乳腺的发育开始，女性的乳房发生了很多奇妙的变化，即乳房开始隆起、增大；乳头和乳晕也相继增大且颜色加深；再过一段时期，乳房形成盘状，再继续增大至半球形。到月经初潮，大多数女孩子的乳腺仍会继续发育1～2年，直至发育到成年人的成熟乳房形状。这个复杂而微妙的变化过程，一般要经历4～6年的时间。

看到这里，可能有些朋友会问：青春期的女孩子乳腺发育这么迅速，那么男孩子呢，他们的乳房是不是就一点都不发育呢？其实，青春期男孩的乳房也要发育，只是与女孩相比较，这种发育来得晚了一些，而且发育程度也比较低。因为他们的乳腺内没有腺泡，只有导管，所以发育过程中只是表现为乳房稍有增大，乳晕范围增加。一部分男孩这个时期乳头下面会长小硬结，若是用手触摸会有些许痛感，不过不用担心，这属于正常现象，一般在1～2年内会自动消失。

从上面这些描述中，我们不难看出，青春期是男女性器官发育成熟的时期，同时也是第二性征表现最为突出的时期，这个阶段区别男女性别最直观的标志就是：男孩长胡须、喉结突出；而女孩，则主要是乳房上的变化，即随着发育从小到大。

到这里，我们对“乳房为何会成为女性第二性征的重要标志”就有了一个明确的答案。

当然，除了以上原因外，从女性第二性征的发育次序来看，乳房在第二性征中的表现也很明显。进入青春期后，首先是乳房逐渐增大、隆起，阴部出现竖直的阴毛；接着是阴毛变得卷曲，再出现月经初潮，同时腋下长出腋毛，乳房突出，最后是骨盆增宽等。在这些女性青春期的第二性征发育过程中，乳房的发育变化可以说是最直观的、最早的，旁人很容易就能看得出来。所以作为第二性征发育的首要组成部分，乳房就成了女性第二性征的重要标志，是区别于男性的一大外部特征。

乳房是性生活的支点

上面我们说过，乳房不但是哺乳器官，也是女性的性器官。既然是性器官，那么乳房在性活动中自然也就扮演着很重要的角色。很多事实都证明，在性生活中，如果男性懂得适当地去爱抚、亲吻乳房，往往会增强双方的性快感，从而更能营造出和谐愉悦的性生活。所以从这一点来说，女性的乳房既是第二性征的标志，也是美的标志，更是性爱的标志。

但是有些新婚夫妇对这一点往往不太了解，尤其是做丈夫的，忽略了在性生活中对妻子乳房的爱抚，从而导致性生活不太完美、和谐。其实，男性懂得了乳房在性生活中的重要性，尤其是懂得它在性唤起阶段及性高潮来临时的重要刺激作用，并能在实际生活中真正实践，这会大大增强他的性体验。

乳房是女性身体上除了生殖器以外最敏感的器官。平静的时候，它就像一个睡着了的婴儿，一旦受到触摸、亲吻等爱抚刺激，就会发生一连串神奇的反应，比如，乳头勃起、乳房表面静脉充血、乳房胀大、饱满等等。随着性刺激的不断加强，乳房的这种性反应也会随之更为强烈，直至性高潮来临的一刹达到顶点。之后，随着性高潮的消退，乳房的性反应也会逐渐消失而恢复正常。所以说，乳房对于女性的性生活来说至关重要。

当然，乳房在性生活中的表现和变化是多种多样的，除了上述所讲的在性兴奋和性高潮时乳房会充血肿胀，在性高潮后，充血会迅速消退，乳房回复到原状外，还有一种反应与变化值得引起注意。即两个乳房在性反应过程中，两侧乳头的勃起并不一定是同时的。当一侧乳头勃起并有些肿胀时，另一侧乳头可能尚未勃起，肿胀也不是很明显。如果乳头原状是内陷的，就会变为半竖起。乳头内陷是很难纠正的，即使乳房受到性刺激乳头也可能不勃起。

看到这里，还要解释一下乳房小会不会影响性生活的问题。前面我们讲过，乳房的形状和大小并没有一个固定的标准，而是因人而异，随种族、遗传、年龄、发育、营养等因素有所区别。另外，乳房大小与性感受的强弱并没有直接联系，到目前为止，还没有任何可靠的科学证据来证明乳房大小能够决定性反应的强弱。相反，女性的乳房在性生活中受到爱抚时，其冲动和性感受并不因大小而有所变化。实际上很多男性觉得“乳房大的女性性欲会旺盛一些，在性生活中的感受也会强烈些”的看法是不正确的，只是一种心理作用。

另外，乳房和性生活之间的关系是相互的。有效刺激乳房能够使性生活和谐；反过来说，美满的性生活也能使乳房受益，使其更加健康。这一点可能有很多朋友不太理解，下面就详细作一下解释。

首先，在和谐的性生活中，女性进入性兴奋的时候，乳房会充血增大，达到性高潮时，更是能增大约1/4，在得到性满足后，充血肿胀会自然消退。这一周期性的变化，大概要经过15～30分钟的时间，非常有利于乳房内部的血液循环，对乳腺保健具有良好的调节作用。相反，如果性生活不和谐，就会使女性对客观存在的性欲产生抑制反应，达不到性高潮，这样会让乳房的持续性充血肿胀得不到缓解，出现胀痛等不适反应。

其次，性生活不和谐往往能引发乳腺增生症。在不良的性生活下，女性心理压力长期得不到释放，导致内分泌失调，久而久之就易患上乳腺增生症。这种情形在临床中就经常遇到，十几年前我接诊了一位患有乳腺增生症的病人，她的两侧乳房肿胀得很厉害，就像皮球一样，并且肿块呈车轮状分布。据她说，为了治疗这种病，长时间服药都没有什么好效果。于是我就耐心地与这位女病人交流，经过反复追问，对方才很不好意思地告诉我，因为工作劳累，平时很少与丈夫过性生活。了解过后，我觉得她的病极有可能与性生活有关，接下来我就跟她详细讲解了性生活对乳腺的影响，最后嘱咐她要注重性生活质量而不是追求次数。结果，这位患者没有再服用任何药物，过了没多久乳腺增生症就好了，并且几年来从未复发。

最后，和谐的性生活能降低患乳腺癌的风险。这个结论乍听起来似乎难以置信，但却是千真万确的。在乳腺癌患者中，高龄未婚、性功能低下及中年丧偶女性的比例要明显高于其他人群。在对146例乳腺癌病人进行调查后发现，性冷淡冷漠型竟占66%，饥渴型占20%。从病人乳房的质地、肿块的位置及形态上，基本可以判断其性生活状态，可将之作为治疗的重要依据。

从以上方面我们不难看出，乳腺癌发病除了生物学因素外，还涉及个人生活、婚姻、家庭等诸多社会学因素，属于生活方式癌。有些女性，平时对孩子、丈夫的关心比较多，但对自己却很少关心，所以我有时会对乳腺癌患者说："你丈夫要负一半的责任，至少没能早期发现。"还有一些女性，对自己的性生活满意程度不够重视，尤其是性功能障碍，总是避而不谈。事实上，女性的性功能障碍要比男性更为普遍、更复杂和更隐讳，而这往往就是乳腺疾病的致病因素之一。

了解乳房与"性福"生活之间的相互关系后，我们不难看出：乳房不仅能够使性生活更和谐美满，促进夫妻间的感情，自身还能够从这种和谐的性生活中受益，减少乳腺疾病的发生，两者相得益彰，密不可分。所以在此劝告女性朋友及那些做丈夫的男同志，多给爱人的乳房一些爱抚，提升性生活质量，这样不仅能愉悦身心，更能保证乳房的健康成长。

第二篇

乳房三大疾病：及早防治保健康

乳腺癌、乳腺增生症、乳腺纤维瘤……这些可怕的字眼，已经成为威胁女性健康的重要“杀手”。但是你对这些常见的乳腺疾病有多少了解？它们各自的症状是什么，怎样预防，怎样治疗？本篇将一一详细阐述这些问题，让女性朋友们更深入地了解这几类乳腺的多发病、常见病，以便更好地呵护乳房，保证健康。

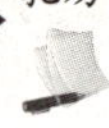

第一章

乳腺增生症
——发病率最高的乳腺疾病

了解乳腺增生症，及早采取预防措施

乳腺增生症是一种很常见的乳腺内部结构紊乱，既不属于肿瘤，也不是炎症，是介于生理与疾病之间的中间状态。说它是一种病，因为它的确给人带来痛苦和烦恼。以前因其结构紊乱的形态与程度而有不同的名称，例如小叶增生、囊性增生病、纤维囊性病、囊肿病、腺病等等。但个人认为称之为乳腺增生症最合适。现在很多女性都不同程度地患有此症，而且发病年龄逐渐低龄化，35～45岁的女性成为患此症的高发人群（比乳癌高发年龄小10岁）。增生症的危害远远超过其本身，由增生直接癌变的临床病例目前还不多，但增生症很容易掩盖其他一些较重要的病症，如乳腺癌、肉芽肿性炎等，这些病误诊误治的后果是相当严重的。

乳腺有三大病症：增生症、炎症、肿瘤。乳腺疾病共有三大症状：疼痛、肿块、溢液，只是疾病各有特点或侧重。乳腺增生症的主要症状是疼痛，其次是片状肿块与多孔溢液。增生症的最大特点是周期性（经前重，经后轻）、间歇性（一段时间好转，生气后反复）、双侧性（两侧对称性表现）。乳腺是内分泌紊乱的终端受害者，患了乳腺增生症，必然还会有内分泌失调的其他表现，最常见的就是月经不调，来退不再“守时”，月经量减少或颜色暗紫，可能还伴有子宫肌瘤、痛经等症。增生症还会给女性容貌带来很多烦恼，大部分患有中度或重度乳腺增生症的女性朋友的皮肤都会晦暗发黄，还伴有色斑或黄褐斑，即所谓“黄脸婆”，实际上是卵巢功能早衰，所以看上去比实际年龄要老得多。

既然乳腺增生症危害这么大，那我们怎样判断自己是否得了这种病？先摸一摸乳房，如果里面有大小不等的肿块，硬如橡皮，边界不清，或摸起来有肥厚感，与皮肤不粘连，伴有明显的胀痛或刺痛，月经来潮之前的疼痛尤为严重，那就有可能患了乳腺增生症。除此之外，如果你发现最近一段时间双侧的乳头有自发性多孔溢液，且乳液的颜色多为淡黄色或棕色浆液，就极有可能得了乳腺增生症。

近年来，乳腺增生症的发病率上升很快，尤其是大城市中的高级白领职业女性更容易患乳腺增生症。除了疼痛、有肿块外，还会在心理上产生负面影响，往往会使患者产生烦躁、易怒、恐惧等不良情绪；另外，某些生理功能也会下降，如出现性欲冷淡、月经紊乱、体力下降、尿频等现象。因此，注重预防乳腺增生症的发生是非常重要的。如何预防？这还要从引起乳腺增生症的原因谈起。

乳腺增生症是由于各种内外因素引起的内分泌功能失调所致，只要消除了这些病因，就能降低乳腺增生症的发生。但引起增生的诱因很多，有的还不是很明确，所以我们只能从目前已知的因素进行预防。比如，频繁的人工流产最易导致乳腺增生症，因为女性一旦怀孕，为新生儿所准备的各种机能和各种激素便均已调动起来，这时候如果人为地突然终止妊娠，无疑就像一列飞速行驶的火车突然来个急刹车，必然造成乘客受伤，这对乳腺的损伤可想而知，原本旺盛的内分泌功能突然失去了动力，内分泌紊乱在所难免，从而引发乳腺内部结构的失常。所以，女性朋友应尽量避免计划外怀孕，减少人工流产次数。

生育过晚也容易发生乳腺增生症。因为正常妊娠和母乳喂养对乳腺是有保护作用的，妊娠与哺乳会使乳腺生理功能得到充分发挥，断奶后乳腺退化较好，不易患乳腺增生症，即使发生也较轻。

精神紧张、压抑忧郁、心理负荷沉重、过度疲劳、生活不规律、子时不眠（晚上11点之前应当睡觉）等也是导致内分泌失调的重要因素，极易引起乳腺增生症。由于这些因素常存在于现代社会的职业人群中，特别是白领阶层，所以有人把乳腺增生症称为“现代病”。因此，在日常生活中保持张弛有度、劳逸结合的生活状态有助于内分泌平衡，从而可减少乳腺增生症的发生。

饮食方面，不宜过多进食垃圾食品。美容不可滥用化妆品、保健品。要多吃蔬菜和水果，少吃动物脂肪，没有医生的指导，不要随便吃含有激素类的药品。在有些药物的说明书中，如奥氮平、舒必利等明确告知可能导致乳腺方面的不良反应，服用之前要仔细阅读，尽量少用这类药品。只有避免了上述的各种不利因素，才能有效预防乳腺增生症。

为什么白领女性更容易患乳腺增生症

乳腺增生症在白领女性中非常普遍，这已得到很多临床统计资料的证实，如《首都医药》杂志曾做过一份针对女性的大范围健康调查，结果显示：白领女性患妇科病的几率明显高于蓝领，且所患病症率最高的就是乳腺增生症，占被调查人数的79.9%。

为什么乳腺增生症会更多地发生在白领女性身上呢？

长期伏案工作。长期伏案工作会对乳房造成伤害，因为当女性斜趴在桌上时，乳房会受到挤压。如果被办公桌等硬物压迫超过一个半小时，就会干扰乳腺内部的正常代谢，从而诱发乳腺增生症。

白领女性普遍晚婚晚育甚至不生育，这是乳腺增生症多发于白领女性的重要原因。因为性爱和生育对乳腺的结构和功能都有着重要的调节作用，晚婚晚育甚至不育都会影响乳腺的正常发育，从而导致乳腺增生症。

长期服用含雌激素的保健品和化妆品等。很多白领女性为了追求漂亮，就内服各种减肥药、养颜口服液，外用各种增白、抗皱的化妆品，这些产品多含有雌激素，长期使用必然会导致体内雌激素水平增高，这样就很有可能引发乳腺增生症。鉴于此，白领女性朋友最好不要在没有明确个人体质和未经专业医生诊断的情况下滥服、过量服用此类产品，否则可能会破坏人体内部内分泌平衡，从而增加乳腺疾病的发病率。

除了以上三大因素外，还有一个导致白领女性乳腺增生症高发的最重要的因素，也可以说是最根本的因素——肾亏。

目前，很多医院资料都显示，在肾内科，30～50岁的女性患者占大部分，特别是那些经常坐在办公室里工作的白领女性越来越多。医学界指出，白领女性肾亏现象已不容忽视。那么究竟什么是肾亏？中医所谓的“肾虚”是个复杂的系统概念，中医说的肾，包括解剖学上的肾脏，而又远远超越肾脏的范畴，所以绝不能把中医的肾与解剖学上的肾脏等同看待。肾亏包括多种不尽相同的病理情况，但它们都有一个共性，即虚证，故称肾虚。

几乎所有的人迈入中老年后，都有可能出现不同性质和不同程度的肾虚情况，其主要表现症状为头发缺少光泽，鬓角苍白或脱发，口干舌燥，面色灰暗；有些人还会有熊猫眼，经常喉咙痛，劳累后腰膝酸软等；或者晚上尿频、尿急，早上会有腹泻，冬天怕冷，经常会月经不调、头晕目眩、小腹胀痛。其中，最主要的莫过于腰膝酸软、耳鸣耳聋、性功能和生殖功能出现异常，尤其是腰膝症状，是肾虚最重要的表现，因为中医有“腰为肾之府”之说，所以慢性的腰部不适通常是提示人们肾出了问题。

为什么年轻女性，尤其是白领容易肾亏？主要有两方面的原因。一是生理方面。女性的免疫力相对男性要低，某些自身免疫性疾病如红斑狼疮、风湿病等在中青年女性中发病最多，且随着现代社会环境的变化，这种免疫系统疾病更是日渐高发。当女性免疫系统受到损害后，身体机能就会不可避免地出现问题，从而为肾亏做好了“准备”。另外，由于女性尿道比较短、宽、直，且直接通向膀胱，很容易引发感染，如膀胱炎、尿道炎等。从上述方面来讲，女性似乎天生就是多种肾病的高发者，极易发生肾亏。

除了生理方面的原因外，心理原因也是很重要的因素。现代社会竞争日益加剧，白领女性的工作压力大，生活没有规律，再加上没有时间和精力关注健康，一味地透支青春和体力，并且有的人多愁善感、情绪易波动，这些往往会导致内分泌功能紊乱，从而引起肾亏，最后使乳腺增生症等乳腺疾病有了可乘之机。

如何防治肾亏来预防乳腺增生症？最关键的办法就是经常锻炼身体增强体质，改善饮食，增强免疫力。但仅仅这些还远远不够，因为不良情绪引起的内分泌功能失调是导致肾亏的一个非常重要的因素。针对这一点，白领女性应养成规律的生活习惯，加强内心修养，保持心情愉快，防止情绪过度波动。

总之，对于整日忙碌于职场的白领女性来说，想避免发生乳腺增生症，最重要的就是要预防肾亏，经常锻炼身体，保持愉快的心情，饮食要规律，要事业也要顾全家庭，有口福也要有性福。同时要谨慎服用和使用含有雌激素的保健品和化妆品，定期做乳房检查等，这样才能最大限度地降低乳腺增生症的发生几率。

乳腺增生症其实是一个“纸老虎”，不要被吓住

从我个人这些年治疗乳腺增生症的经验来看，这种病的发病率目前上升得很快。以前有这种疾病的多半是40～50岁的女性，但现在乳腺增生症的发病群出现了明显的年轻化趋势，在十几岁的少女中也不少见。从乳腺门诊情况来看，有乳腺增生症问题的女性可占就诊女性的70%～90%，如此看来，其发病率是相当高的。

那么乳腺增生症和乳腺癌是否有直接的关系？

先来看看乳腺增生症有哪些类型。一般来说，乳腺增生症可分为一般性和重度增生症。

一般性乳腺增生症是指单纯性增生，即只是上皮细胞的数量增加，细胞的形态和极性（就是细胞的排列朝向）以及组织结构并没有明显的异常变化。正常情况下，导管上皮细胞是单层柱状上皮，就像两厢列队的士兵。增生症开始时细胞数量增

加，发生拥挤，整齐的士兵渐渐地变就成了一群乌合之众，堵塞明显扩张的管腔，增生呈实性、筛状或乳头状改变，进一步就是细胞的大小或本身结构的变化，听话的士兵就有可能背叛成为“异己”。这就到了癌前期阶段，很有可能是乳癌的始端。一般性乳腺增生症要占全部增生症的三分之二，与乳癌的关系不大。临床表现是以乳房的周期性疼痛为特征，疼痛与月经周期有关，经前症状明显，经后可缓解，多见于20～40岁的妇女。体检时大多表现为局部组织增厚和弥漫性分布的颗粒区，故又称为肿胀颗粒性乳腺。乳痛症是指只有疼痛而无任何肿块的现象，多见于年轻女性，多有自限性，结婚或怀孕后即可缓解。

重度增生症可分为非典型增生症和癌前期增生症。

非典型增生症即是细胞本身形态的“不典型”，即正常细胞与癌细胞之间的“间变”，如细胞增大、排列极紊乱、细胞核增大、核染色加深等程度不等的形态学变化。非典型增生按其细胞分化程度分为四级，级别越高，细胞间变程度越严重，就越接近癌前期阶段。一旦病理证实，至少应严密观察。

乳腺癌前期增生，是由非典型增生症达到一定程度后演变而来的，但这并不意味着就一定会发展成癌。如果对癌前期增生进行积极干预治疗与监控，是可以降低乳腺癌发病率的。

一提到乳腺增生症，人们最担心的就是癌变，这与媒体错误地渲染，误导有关。其实，乳腺增生症的危害并不在于它本身的癌变，尽管我们已经找到癌旁增生前活跃的病理证据，但增生症直接演变成乳腺癌在目前来说还仅仅是可能性，临床证据不多，重度增生症的癌变率也不会超过3%。但是把乳腺癌误当增生症治疗的情况时有发生，二者并发则更常见，增生症常掩盖或阻碍乳癌的早期发现，病人常怀有侥幸或麻痹心理。针对这一点，我们应当正确认识乳腺增生症，既不恐惧，也不麻痹，坚持每个月都做乳房自检，一旦发现异常情况，应及早去医院就诊。

从以上乳腺增生症的分类我们可以看出，患有乳腺增生症的女性如果同时具备下面几种情况就需要格外警惕：一是出现乳腺增生症的时间比较长，久治不愈，反而日渐加重；二是增生的肿块呈结节状，立体感明显；三是年龄在40～60岁之间，且独身未育；四是有乳腺癌家族史。如果同时具备这几个因素，应高度注意，定期复查，以免延误病情。

如何鉴别乳腺增生症与乳腺癌，有时特别容易，有时非常困难。一般来说，乳腺增生症多是双侧乳房同时发病，胀痛往往与月经周期有关，且摸上去肿块不是很硬，肿块的边界不清晰，与皮肤没有粘连。但乳腺癌就不一样了，最初患者常没有症状显示。乳癌常见的第一个症状是发现了与周围乳腺组织有明显区别的肿块，肿块发生的部位不定，但以乳房外上象限为多。如果在一侧乳房摸到一个坚硬的、与周围组织明显不同的增厚区域或肿块，而另一侧乳房没有，这种情况就要警惕。

乳腺增生症的两型施治及论“妇人阳常不足”

很多患了乳腺增生症的朋友都有些迷惑：如今药店里摆着很多种治疗乳腺增生症的中成药，到底应该选用哪一种？还是哪种都行？其实，不仅患者搞不清楚，就连很多医生也经常不求甚解，盲目用药。他们总是习惯地使用乳块消、乳癖消、血府逐淤、小金丸等给乳腺增生症患者服用，很少仔细辨证，且一种药一直用到底。结果，患者常常出现服药时见好，停药就犯，或疼痛好转，肿块不消的现象。但是乳腺增生症本身疼痛就时轻时重，疼痛好转不是治愈的主要指标，肿块消失才是关键。此外，从中医角度来讲，中成药是固定的经验方，用对症才能有效，若不对症反生弊端，如气虚之人，疏肝之药耗气过久，必然更加疲乏无力。舌无淤斑，证无血淤，逐淤药会使月经量增加。

中医一贯强调辨证施治，无论用草药还是成药都要以辨证为先，这是中医的基本原则。那为什么增生症用成药就不需要辨证？甚至针对任何病人都开同一种药？因为一般的中医都认为，增生症是肝郁气滞所致。1979年我最早推出乳块消新药时提出疏肝理气、活血化淤、软坚散结是治疗增生病的基本法则，但在应用乳块消的三十年中，发现这种药对于年纪大、肿块硬、病程长的病人来说效果并不理想。后经认真研究，本人发现增生症的本质是肾阳虚，肝郁仅是起病之因。治病应求其本，因此从1990年，本人开始大胆使用温热药，补肾温阳为主，散结活血为辅，使阴寒的体质逐渐热起来，肿块才能真正消失。

临床上把乳腺增生症分为肝郁和肾虚两种类型，并规定了五条界定标准。

一是从年龄上分：30岁以下多为肝郁型；40岁以上多为肾虚型；30～40岁之间两型兼而有之。当然，这个年龄仅供参考，不是绝对指标。因为有些女性年纪不大却未老先衰，或体质较差、怕冷、手脚冰凉，医学界提出了“妇人阳常不足”的学术观点，并应用于内异症、腺肌症、附件炎等妇科病的治疗。

二是从症状上分：以痛为主，月经前或生气后加重，即“随喜怒而消长”，性质多为胀痛，或双乳串痛，部位不定，属于肝郁型；以肿块为主，痛无规律，痛有定处，反复发作，月经后持续疼痛或缠绵难愈者为肾虚型。

三是从肿块上分：乳房胀满，腺体肥厚，质地较软，呈薄片状，肿块大小及硬度随情绪和月经周期变化者多为肝郁型；乳房松弛，肿块呈厚片块或结节状，硬韧难消者多为肾虚型。

四是从脉象上分：肝郁型以“弦”为主象，弦数或弦滑，脉象有力，舌质稍红；肾虚型以“细”为主象，沉细无力，舌质淡白。舌苔的重要性不如舌质，开处方时兼顾舌苔即可。

五是从手诊上分：沿生命线青筋显露为肝郁，大小鱼际之间发暗为肾虚。这需要对手诊有研究的医生看，自己不要轻易下定论，更不要听别人瞎忽悠。

对于肝郁和肾虚这两种不同类型的乳腺增生症，到底如何对症用药？大致总结一下：对于肝郁型的乳腺增生症，应采用舒肝理气、活血化淤、软坚散结一类的药物效果比较好，比如市面上的乳块消、乳癖消等都可以选用；但对于属于肾虚型的乳腺增生症就不一样了，如果同样使用上述的治疗方法继续舒肝理气、活血化淤，必然会耗气劫阴，治愈无望。实际上，这些症状都是“妇人阳常不足”的表现，因此宜采用补肾温阳法治疗增生病。基于此，通过14年的临床观察，本人精心研制出了“化岩颗粒”纯中药制剂，单用或与乳块消颗粒联合使用，按月经周期用药，即月经前气滞胀痛，治以舒泄，月经后滋阴补阳，注重温肾，即所谓周期疗法，疗效明显提高。

可能有人会问一直提到的“妇人阳常不足”，这到底是怎么回事？

其实，早在元代，著名中医学家朱丹溪就创立了“阳常有余，阴常不足”的学说，指导了历代中医的治疗，这对于男性患者群体来说无疑是正确的。但对于以女性为主体的乳腺疾病、子宫内膜异位症等患者来说，本人觉得这例行千年的原则并不适用。自古道：“男女有别”，这一点不仅是指男女在生理上存在不同，其实在病理上也是一样。就阴阳而论，男属阳，女属阴。男人体阳而用阴，故而阴常不足；女体属阴，本属多阴多血之躯，体阴而用阳，唯阳气常显不足。所以，临床所见女性畏寒怕冷，手脚冰凉，甚至睡一夜也暖不过来，尿频，腰骶酸冷，小腹怕凉，疼痛得暖则舒，受凉则重，这些症状都正是“阳虚则寒”的表现。

另外，女性之血因淤而滞，因寒则凝，因此形成有形之块，在乳为增生或癌；在盆腔为肌瘤或囊肿，女性之病多起自肝郁，终必肾虚。宋代《太平圣惠方》中就曾经这样记载：“夫肾脏者，元气之根，神精所舍，若肾气虚弱，则阴气有余，阳气不足。”说的即是妇人肾气虚多见阳气不足。乳腺增生症多发生于35岁以上，但乳腺癌则多见于40岁以上。《素问·上古天真论》中说：“女子五七（35岁）阳明脉衰，面始焦，发始坠；六七（42岁）三阳脉衰于上，面焦发始白。”由此可见只有阳脉先衰，才有“面焦发白”等衰老之象。宋代名医窦汉卿也说过“乳岩（癌）乃阴极阳衰”，意思就是说女性阳气不足，阴寒过胜，寒痰凝聚就会形成坚硬的肿块。乳腺增生症亦是如此，皮肤不红不热，当属阴证。但子宫内膜异位于腹腔，为什么会凝聚成块？原因还是“阳不足”。因此从这些方面来说，乳腺癌或增生症、子宫内膜异位症、子宫肌瘤等这几种疾病都可采用补肾温阳的方法来治疗。如果治疗乳腺病就疏肝理气，治疗内异症就活血化淤，这便是仅知其一，不知其二，仅治其标，未治其本，即便治疗有效往往也只是暂时性的。

了解了乳腺增生症的两型施治及“妇人阳常不足”的理论，相信大家会对乳腺增生症的治疗有了新的认识。对照上面本人所讲的肝郁型和肾虚型乳腺增生症的具体表现，不妨仔细辨认，然后再按类型用药，这样才能达到彻底治愈的效果。

中药乳罩能够有效治疗乳腺增生症和乳痛症

提起中药乳罩，相信很多患有乳腺增生症的女性朋友都不陌生。这是我在1984年经过两年对上千例病例的研究而发明的一种特殊的医用乳罩，于1986年获得国家专利，至今已经在临床上使用了几十年，治疗效果明显。

其实，之所以要研制这种胸罩，还要从乳腺增生症和乳痛症说起。这两种病症是中年妇女最常见的慢性病，长年累月，反反复复。以前在这种药物乳罩未发明之前，患者主要是采取使用口服药物的方法来治疗这两种乳腺疾病，经济负担较大，还有诸多不便，很难长期坚持，不少病人在治疗期间总是断断续续服药，严重影响了疗效。基于此，本人觉得很有必要寻求其他疗法及用药途径。中药外用是中医传统的治疗方法之一，其理法方药与内治无异，且对于某些病症来说，外用药物治疗比内服药物更便捷、廉价和有效。这一点在中药外用的经典论著《理钥骈文》中就有记载："外治之理，即内治之理；外治之药，即内治之药，所不同者，法耳！"所以，当时我们就有了这样一种想法：把中药放在乳罩内，并使其对准有关穴位，制成特殊的医用乳罩，对于治疗乳腺增生病及一般妇女的乳房疼痛等症应有不错的效果。后来经过临床观察证明，这种疗效确实非常令人满意。

中药乳罩到底是依据什么原理来设计的？根据我们的测量，大多数妇女佩戴的乳罩是经过后背的肝俞或肝俞与膈俞之间，前面覆盖着乳根穴、乳中穴、肿块或疼痛的部位。一般妇女乳房肿块或疼痛的部位多在乳房的外上象限，可对应到阿是穴。在乳罩的相应位置上，用棉织品薄布缝制6个小口袋，每个小口袋面积约2厘米×2厘米，对应着双侧的肝俞、乳根、阿是穴等6个穴位。然后将中药包装进小口袋里，戴上乳罩以后，这些药袋能正好贴在相应的穴位上。

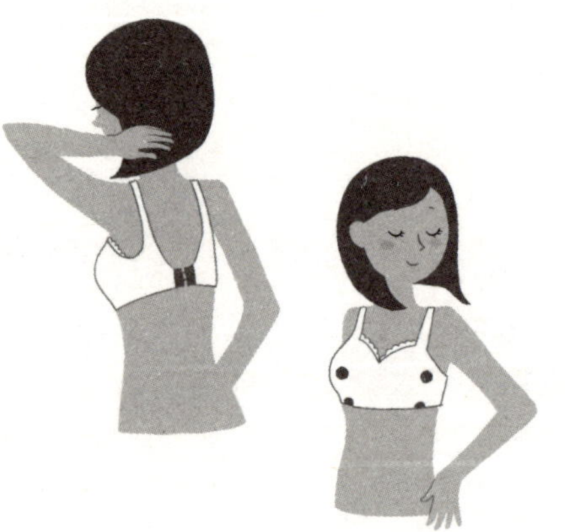

中药乳罩

洗换乳罩时，将药袋取出密封保存。此外，为了保证穴位的准确性，选用乳罩之前，必须准确测量经过背部肝俞及乳房下方的皮肤反折线处最小胸围（又称底胸围）的厘米数，这个数字与乳罩的尺码大小相差不得超过2厘米。中药乳罩的背带不能使用松紧带，因为松紧带虽然能够调节乳罩的大小，但过长、过松都难免会使药袋移位，从而不能对准穴位。

中药乳罩内选药处方的基本原则与内服药相同。因为大多数妇女的乳腺增生病或乳房疼痛都是肝郁气滞、血淤痰凝的结果，所以用药还是以疏肝理气、活血化淤为主。同时又因为是外用药，所以主要取其气味，选择芳香、走窜、挥发性强的药物。为了防止药物沾染到皮肤和衣物上，我们将药物碾成细末，加工精制，装入布袋内，制成小药包，使其不直接接触皮肤。这样既便于更换，同时又能防止局部刺激或皮肤过敏。

通过临床摸索及反复对比，我们又确定了一组疗效很不错的配方，名为乳罩散，主要由全蝎、檀香、玫瑰花、零陵香草等药组成。凡临床上诊断为乳腺增生症尤其是伴有疼痛的病人，或乳痛明显但没有可触及肿块的乳痛症者，均可佩戴中药乳罩，且在使用期间不需配合其他任何治疗。乳罩内的药包可连续使用1周左右，如果出汗受潮，可随时更换。

使用中药乳罩来治疗乳腺增生症及乳房疼痛，与其他治疗方式相比优点较多。如止痛效果好，显效快，戴上后感觉舒适，乳房胀痛消失，肩背部症状也可慢慢消失。当然，这种消除肿块的作用是缓慢的，一般多使肿块变软、变小，用药时间越长，效果就越好。如果佩戴中药乳罩一个月以上，感觉效果还是不怎么明显，不妨在肿块或疼痛的部位多放几包药，这样可以大大提高疗效。另外，中药乳罩所使用的乳罩散是我们从几组配方中经过临床验证后选定的，其他方药的疗效远不如乳罩散。据统计，使用中药乳罩治疗乳腺增生病的有效率达92.13%，特别适用于有乳房疼痛的妇女，尤其是年纪较轻、不愿服药、双乳轻度增生的患者，可只用药罩，不必再配合服药。这种方法起效快，不少患者配用当天即有止痛效果，多数病例在1～3周内产生疗效。6年中大约有4万人次使用中药乳罩，未见副作用。

由此可见，中药乳罩是中药外治与穴位、经络相结合起到治疗作用的，这种治疗方法为中药治疗乳腺增生症和乳痛症找到了新的途径。所以，几十年来，由于其使用方便、经济有效、无毒副作用以及止痛效果好、显效快，被广大患者接受和推广。所以在此劝告患有乳腺增生症或乳痛症的女性朋友，不妨以中药乳罩来作为治疗的突破口。

治疗乳腺增生症的六重叠疗法

作为一生从事乳腺专科的医生，本人经常说：我这辈子只治疗一个病，那就是乳腺疾病，尤其是乳腺增生症、乳腺炎和乳腺癌。这么多年来在如何治疗乳腺增生症这个难题上，本人一直刻苦攻关，不断地进行研究、实践，最终设计了一种很不错的治疗模式——六重叠疗法，并取得了极为可喜的成果。

何谓六重叠疗法？主要包括以下六方面的治疗方式。

第一是周期调理。这一步的治疗所采用的原理是什么？我们知道，在月经周期中，随着雌激素和孕激素水平的改变，乳房会出现相应的周期性变化，在此过程中，雌孕激素分泌失调是发生乳腺增生症的重要因素。因此，根据乳房在月经周期不同时期的变化，结合患者发病时的不同特点，具体病情具体用药，进行月经前后周期性调理，以调整人体内分泌，改善肝功能，加强对过剩雌激素的灭活作用，使体内雌孕激素水平保持相对平衡，从而抑制和改善乳腺组织的异常增生，保护和修复乳腺组织增生性病理损害，恢复乳腺组织的正常形态结构，整体、综合、双向地调节和治理内分泌。使用这种疗法的乳腺增生症患者只需用药1～3个疗程便可迅速缓解症状，消散肿块，达到临床治愈，取得非常好的效果，且疗效巩固，不易复发。

第二是分型论治。即针对肝郁型和肾虚型乳腺增生症，采用不同的方法治疗。这一点已在前面章节中提到过，这里再强调一下重点。经前期疼痛的为肝郁气滞，如果经后仍疼，毫无规律，多因为肾虚；按年龄分，40岁以下的，肝郁气滞型占多数。如果是45岁以上的，多属于肾虚型；按肿块分，如果是肝郁气滞的乳腺增生，多半是片块、肥厚的为主，质地较软，如果是肾虚型，其肿块较硬、较坚韧、较具体，长期不易消退，且反反复复。分型以后就要分型用药，对于肝淤气滞型，应用乳块消或乳癖消等；对于肾虚型，要用化岩颗粒。

第三是内外合治。这种疗法是根据活血化淤、理气止痛、散结消肿的治疗原则，将延胡索、红花、肉桂、川芎、麝香等药材经现代制剂方法制成霜剂。以乳房局部用药和皮肤与穴位按摩相结合的外治方法，使药物直接作用于病变部位；通过透皮吸收，刺的经络穴位，改善乳房血运，产生止痛、消肿散结作用，并反射性调节内分泌；再配合周期调理、分型论治，达到全身治疗的目的和效果。

第四是中西医结合。单纯运用西药来治疗乳腺增生症，疗效虽有，但副作用较大。因为西医是应用性激素来治疗乳腺增生症的，这就有可能会进一步干扰人体内激素间的平衡，所以一般不把它们视为常规用药，只有在症状严重时，才考虑应用。另外，内分泌的紊乱也不是某一种或某几种激素的数量加减能解决的，对重度增生有恶变倾向者，则应采取手术疗法。而中医药治疗增生症虽有它的优势，但疗程较长。故采用中西医结合，这是具有我国特色的乳腺病治疗方法，很有研究价值。

第五是光电治疗。何谓光电治疗？就是借助光电治疗仪，用光电信号刺激患者乳腺的病变部位，使乳腺组织内的肿块变小或化解。它有三个功能：一是光疗，即红外光照射在病变部位上，可让腠理疏通，气血流畅；二是电疗，有两个电极，通过电刺激疏利乳络，疏肝健脾；三是药物导入，应用药盒里的中药，局部加热，蒸发至患处，起到疏通经络、气血流通的作用。

第六是情志疏导。这是一种心理疗法，因为乳腺增生症与精神状态密切相关，又属医学心理学身心疾病。所以除药物治疗以外，当以疏导疗法。乳腺增生症对人体的危害莫过于心理的损害，因缺乏对此病的正确认识，过度紧张刺激，忧虑悲伤，造成神经衰弱，严重干扰内分泌平衡，促使增生症的加重，所以应解除各种不良的心理刺激。对于心理承受能力较差的女性来说，更应注意尽量少生气，保持情绪稳定，心情活泼开朗，才能有利于康复。

癌前期增生与乳癌，增生不算病，误诊就要命

从大的范围来讲，乳腺增生症一般可分为两种类型：一般性增生症和非典型增生。一般性增生症也叫单纯性增生，指的是仅有细胞数量的增加，而细胞的形态和组织结构并没有明显的异常变化，经过治疗或人体自身调节后是能够恢复正常的；但非典型增生却没有这样简单，它不仅表现为细胞的数量有所增加，而且形态结构也有异常改变，当这种增生达到了一定程度时，便称之为乳腺癌前期增生。

虽然乳腺癌前期增生与“癌”相关，但并非不治之症。事实上，很多癌前病变经过积极正确的治疗是能够治愈的。另外，癌前病变还不是真正的癌，演变成癌症还需要相当长的一段时间，在此期间，通常会出现三种情况：一是其中的一部分能够逐渐变轻；二是一部分会缓慢发展或长期保持不变，甚至到死后尸检都没变化；三是一部分会逐渐加重，最后导致癌症的成形。因此从这一点来讲，非典型乳腺增生症患者如果能够慎重对待自己的疾病，保持愉快的心情，并在医生的指导下进行积极的治疗，同时定期到医院复查，发生癌变的几率就会大大降低，病情也多会发生逆转，甚至恢复正常。

对于已经患有乳腺增生症的女性来说，如何判断其究竟是单纯性增生还是非典型增生？下面举几条标准以供参考：一、年龄在35岁以上；二、有乳癌家族史、高龄未育、独身离异、精神紧张压抑等乳癌高危因素；三、乳腺肿块硬、单发；四、两侧不对称的局限性腺体肥厚；五、乳腺没有随年龄退化，反而有增大饱满趋势者，尤其是绝经后有饱满趋势者；六、乳腺疼痛不规律，有持续性、定点刺痛、夜间疼醒等症状；七、中医辨证分型属于肾阳虚型，手脚冰凉，全身怕冷，性冷淡；八、彩超发现有血流信号的低回声结节；九、钼靶X线发现局部致密肿块影，或有可疑钙化点等乳癌间接征象者；十、当不能排除乳癌时就应当活检，病理证实为非典型增生或其他重度增生的形态学改变，就肯定属于癌前病变了。

从以上所列举的十点中，我们不难看出，判定乳腺增生症究竟是否属于癌前增生，检查至关重要。但是目前患有乳腺增生症的女性实在太多，都“癌变”是绝对不可能的。如果进行乳腺普查，增生症要占成年妇女60%～70%，乳癌却只有1‰或2‰，相差如此悬殊，说明癌变率很低。如果除掉占2/3的一般性增生（其中一大部分属于生理状态和亚健康状态，年自愈率达9%），剩下1/3的重度增生属于癌前病变，追踪时间越长，癌变率就越高。打个比方，若是把“癌变”比作“将来进行时”，它只是未来潜在的威胁，可以慢慢排除，而“重度增生肿块的误诊”就是“现在进行时”了，误诊的危害是显而易见的，后果非常严重。

我们曾经做过统计，就诊的乳癌中有将近17%的外院误诊率。将来的癌变，眼前可能的误诊，又不能都做“活检”，这就迫使我们只能采取两个办法：一个是复查、复查再复查；另一个是积极治疗。

但是到底隔多长时间复查一次最合适呢？事实上，一年一次的妇女常规体检，会漏掉30%的乳腺癌发现率，所以说一年检查一次显然是不够的。乳腺癌倍增时间平均为120天，即平均4个月体积增大一倍。为保险起见，癌前增生最长3个月复查一次。基于这一点，本人经常对病人说：“检查一次只保3个月，如果3个月内得癌那就是我的误诊，如果超过半年又新长一个癌，那就是你不按时复查的原因。”所以说，如果怀疑自己患了乳腺癌，最好一个月复查一次，连续三个月，每月最佳复查时间是月经来后的7天之内。

对此，可能有些女性想不通，觉得复查太频繁了。但如果你是一位医生，每天去查房，你会发现，那些患有乳腺癌的病人，她们的肿块一天比一天大。所以在此，本人郑重地告诫大家：癌前肿块一定要复查、复查再复查。因为这些肿块究竟什么时候会“基因突变”，目前的医学水平还难以准确预测。

乳腺癌前增生的这些肿块到底是什么原因引起的？主要起于寒。懂点中医的人都知道，东汉著名医学家张仲景有本书叫《伤寒论》历代备受推崇。为什么叫“伤寒论”，却不叫“伤热论”？而且，中医致病外因有“风寒暑湿燥火”六淫，风为“百病之长”，那为什么这本书不叫“伤风论”？事实上，风虽为外感六淫之首，但多伴随寒、湿等其他外因，单纯风致病少且轻。所以六淫中最严重的非寒莫属，寒是最重要、最常见的病因。谁都知道腿受寒会得“老寒腿”，肩受寒会得“肩周炎”，腰受寒会腰痛，坐月子更怕寒所以捂得严，这已是妇孺皆知的常识。这仅仅是外寒，更重要的是内寒，阳虚则内寒，肾阳不足，百寒从生，百病接踵。而癌前肿块不红不热，属于阴证，属于寒痰凝聚，何以凝聚成块？寒也！君不见人因寒冷缩成一团，水因寒冷结冰成块，这是很简单的道理。所以要形成肿块，首要条件就是寒，当然也会形成痰、血淤等。可以说，所有的癌症都由寒引起，乳腺癌更是如此。怎么治寒？那就要补肾温阳。为此，从1990年开始，本人研制出补肾温阳的“化岩颗粒”，取得了很不错的疗效。当然，目前不少医生对于癌前增生属于肾阳虚这个观点还未能达成共识，所以一检查出患者有增生症状，就用疏肝活血散结的药，治疗效果常常不尽如人意。其实，不是药不好，而是不对症。在此，我希望乳腺科医生不要只看乳腺不见整体。事实上，乳腺仅仅是一个内分泌失调的受害者，要从根上找原因，纠正患者肾阳虚的体质，这样才能从根本上治愈乳腺癌前增生。

总之，乳腺癌前增生并不等于癌症，而是具有可逆性的。只要我们平时勤做检查，并注意纠正肾阳虚的体质，注重体育锻炼（动生阳，静生阴），同时多用一些补肾温阳的中药，就能从最大程度上避免乳腺癌前增生发展为乳腺癌。

解析乳腺增生症三大症状：疼痛、肿块、溢液

乳腺增生症患者人数占全部乳腺门诊病人的三分之二以上，此症好发于35～45岁的中年妇女，尤其是有文化的职业妇女。一般不发生于月经初潮之前。青春期乳腺发育期间，有发胀、腺体局部肥厚现象，属生理性增生，不应诊断为乳腺增生症。

乳腺增生症一般为双侧性，两侧乳房同时或先后发病，也可始终为单侧性。具有长期性、反复性的特点，病情时轻时重，其主要临床表现是：乳腺疼痛、乳腺有肿块、乳头溢液。

乳腺疼痛

乳腺疼痛是乳腺增生症最常见的症状。疼痛性质多为胀痛、串痛，时轻时重，常为阵发性，也有人为持续性。部位多为双侧外上象限，放射到腋下、肩背或上肢内侧，部位多不固定。疼痛程度因人而异，敏感之人疼痛难忍，不敢走路或跑跳。疼痛程度往往与病情轻重、肿块部位不常一致。因心理因素、主观因素影响过大，故不能作为疗效的主要指标。

乳腺肿块

乳腺增生症的诊断应以乳腺肿块为依据，增生肿块分为片块、结节两大类型。片块即局部呈扁片状，边界不清，中心部位硬韧，表面平滑或有颗粒感。只能估计长、宽两个尺寸，其立体感不强。片块又根据手感的厚薄分为薄片块、厚片块两种。薄片块与生理性肥厚不易区分。片块常位于乳房外上和内上两个象限，可伴有压痛，活动度好，皮肤不粘连，常双侧对称多发，甚至弥漫全乳。

结节型肿块，立体感强，常可估计出长、宽、高三维尺寸。质地较片块为硬，边界稍清，常为单发，或与片块型肿块同在。这种肿块周期性变化不明显，但生长缓慢，甚至多年不变。应当注意与乳腺癌相区别。

乳腺疼痛和乳腺肿块常同时并存，但有人只有乳腺疼痛，并无肿块或肿块不具体，过去称之为乳痛症。有人只有乳腺肿块但没有任何症状，只在普查体检时被发现。增生症的肿块，在月经前增大，月经后稍小、变软，但不消失。若月经后肿块消失，则属生理性变化，不应该判断为增生症。

乳头溢液

乳腺增生症患者出现乳头溢液现象并不十分常见，约占增生症的5%，增生症溢液常为双侧性、多孔性，溢液呈淡黄浆液，量少，常因挤压而出，自发溢液者不多。

乳腺增生症除了以上三大症状之外，常伴有心情烦躁、急躁易怒、好生闷气、性格内向，有人还会出现乳房发热、发痒、月经不调、子宫肌瘤、面部黄褐斑、性欲低下等症状，这些都与内分泌紊乱有关。本人称之为乳腺相关疾病，中医所谓的“异病同治”，就是因为它们同出一辙，基本发病原理类同，可以兼而治之。

第二章

乳腺炎——不可轻视的妇女常见病

姑娘的乳腺炎——乳腺瘘管

一提起“瘘管”这个词，大家都知道肛瘘，却不知道还有乳瘘。这也难怪，随着媒体的宣传，人们对乳腺增生症、乳腺癌早已耳熟能详，但对于乳腺瘘管这种慢性乳腺炎症的了解却极少。事实上，不少医生也不认识这个病，很多临床和病理医生把它当成浆细胞性乳腺炎。

乳腺瘘管又叫慢性复发性乳晕旁脓肿，或乳晕旁瘘管，大约占门诊乳腺疾病的4%，常见于乳头内陷和乳头发育不良的年轻女性，平均年龄不超过30岁。这是一个很折磨人的疾病，因为刚开始发作的时候是乳晕旁边有小脓肿，去医院诊治，医生往往会采取切开引流的方式，但这样很容易导致伤口长时间不能愈合，最终形成瘘管。当然，还有这样的情况：伤口是暂时愈合了，但不久后又破溃，反反复复，很多年都不能彻底治好。在我的门诊中就有这样一个患者，被切开引流后反复发作长达十三年之久，病人饱受折磨。

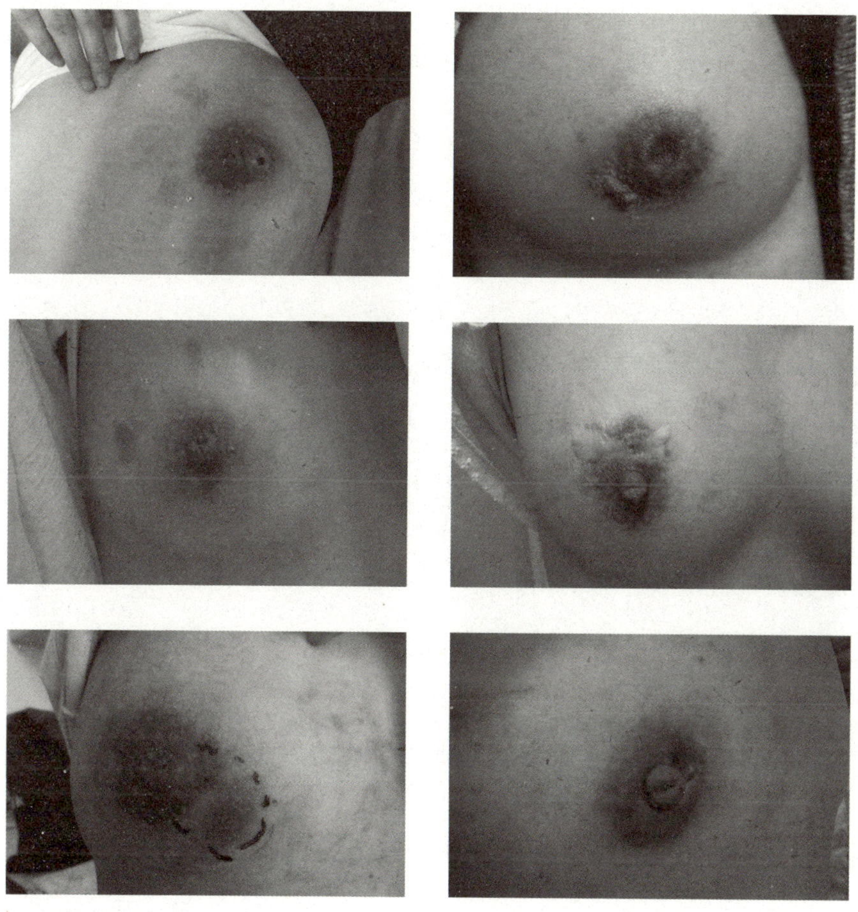

乳晕瘘管

乳头发育畸形，如内翻（头朝内翻转进去）、内陷（整体陷入方向仍朝前）、分裂（表面皮肤内翻，乳头裂成上下两瓣）、短小扁平等，会导致乳管扭层不通，从而发生导管内的脂肪性物质堆积，腐蚀了导管壁，内容物外溢，引起导管周围的化学性刺激和免疫性反应，即形成了导管周围炎。当脓肿破溃或被切开后，就会遭到细菌感染，病情加重。所以我建议，在脓肿破溃之前最好立即手术治疗。但在现实生活中，很多医生诊治的习惯是有炎症就用抗生素，有红肿就切开引流，这种做法无疑是不妥的。因为这些慢性炎症毕竟不同于哺乳期的化脓性乳腺炎，用点抗生素虽可有效，但却不能从根本上完全治愈乳晕旁脓肿或瘘管。

乳腺瘘管在临床上有以下七个特点：一是此病多发生在非哺乳期，尤其是年轻未婚的女性居多，所以我常称之为姑娘的乳腺炎。此外，我们还治过两例男性患者，这说明此类慢性乳腺炎与生育和哺乳是没有什么关系的；二是大多数乳腺瘘管患者通常伴有乳头发育不良或乳头畸形，如乳头内翻、乳头分裂、乳头扁平等；三是以乳腺局部症状为主，全身反应不太明显，一般不发烧，白细胞计数也不升高，化验检查无异常发现；四是在刚开始发病时，往往表现在乳晕旁有局部红肿，当局部红肿破溃或采取切开引流的手术后形成瘘管难以愈合；五是病程较长，大多数都在半年以上，有的甚至长达十几年；六是在采取彩超和钼靶X线来检查这种疾病时，往往发现不了什么特异性改变，对诊断的帮助不大。也就是说，确诊乳晕瘘管主要靠临床诊断，辅助检查效果不明显，病理检查时，常因取材部位不够准确，切片上仅是非特异性炎症，很难找到病理学上典型的鳞状上皮化生。有时见到许多浆细胞侵润，就被诊断为浆细胞性乳腺炎，这样就常常与导管扩张症相混淆。

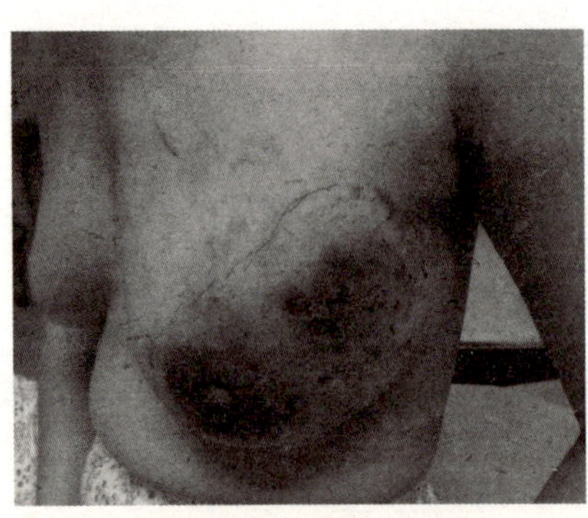

乳晕上为穿刺孔，外上破溃3口

最后一点是容易误诊误治。很多医生容易把急性期的乳晕旁脓肿误诊为一般的小脓肿，认为切开后换几次药就能治好；另外，对于多发的慢性乳腺瘘管及脓水不断的浆细胞性乳腺炎（简称浆乳，导管扩张症）、肉芽肿性小叶炎，有些医生容易误诊为乳腺结核，甚至因炎症严重，长期不愈，切除整个乳房，如此错误的治疗方式实在让人觉得可惜可叹；再者，在乳腺瘘管发病初期，如果肿块位置离乳头比较远或位置比较深，并引起皮肤粘连，这种症状往往与乳腺癌的表现很相似，所以就有可能被误诊为乳腺癌。

年轻妈妈的乳腺炎——肉芽肿性乳腺炎

“肉芽肿”是肉芽肿性小叶性乳腺炎（GLM）的简称，也叫肉芽肿性小叶炎或简称肉芽肿性炎。其实，在2001年之前本人对这种病的认识还不够深刻，不但会把它误当成“浆乳”，同时在治疗上也会像现在的很多医生一样，消炎、换药或是引流。最近几年，本人集中精力研究了“肉芽肿”，查看了国内外所有相关资料，并亲手诊治了两百多例患者之后，现在能够准确认出“肉芽肿”。

目前不少的乳腺专家因太过于专注乳腺癌而很少认识这个病。众所周知，乳腺癌是个世界顶级研究课题，国家设有专项研究基金。并且目前乳腺癌发病率节节上升，专家基本都把注意力集中在乳腺癌手术、放疗、化疗、靶向治疗、基础研究等各个领域，各专一门，忙得不亦乐乎，谁有精力去管这些小病？但什么事物都有两面性，专业越精尖，面就越窄，对某些要不了命的乳腺炎症就不愿意费工夫了。再者，像“浆乳”和“肉芽肿”这样的乳腺炎治疗起来非常“难缠”，复发率高，一旦给病人治疗后不幸复发，肯定落个技术不行的埋怨，可谓费力不讨好。基于这些原因，“肉芽肿”才不被太多的乳腺医生所认识，更不被太多的专家所重视。

但本人作为一名坚守乳腺专业多年的医生，从1977年专门搞乳腺疾病研究一直到2001年，没有见过一例“肉芽肿”，直到2002年偶然遇到一位“肉芽肿”患者，可惜最终没能治疗成功，这却激发了本人深入研究“肉芽肿”的决心。尤其是退休后在北京普祥医院工作，本人放弃了乳腺癌手术，专门研究“肉芽肿”的治疗，每个病例都亲自主刀、问病史、看B超、换药、复查病理切片，对“肉芽肿”的认识逐渐深入。可以毫不夸张地说，这些年来门诊看“肉芽肿”的患者，都来自北京、上海、南京、长沙、西安、昆明等省会级城市，而非缺医少药的偏远山区。这些患者向本人诉说了看病的艰难曲折和痛苦历程！实际上，不是她们就医晚，而是目前很多医生的知识陈旧，误诊误治，不能在第一时间告知所患的是“肉芽肿”，在网上也很难查到相关资料，逼得她们求医无门。

本人退休后在对“肉芽肿”的治疗过程中发现，近年来患有这种疾病的病人越来越多，按照以前国外的统计，乳腺癌和“肉芽肿”的发病比例是25：1，但近年来乳腺“肉芽肿”发病率明显上升。为什么会出现这种情况？确切的原因还不能肯定，但根据中医“乳汁乃饮食所化”的理论，应该是吃什么东西化什么奶。即饮食里有什么，奶里就有什么。现在滥用的激素、洗不净的农药残留、无处不在的地沟油以及五花八门的添加剂等社会性的饮食污染，绝大多数女性是不能幸免的，所以现在的母乳也不再是几十年前的母乳了。另外，多数的“肉芽肿”病人一般都存在哺乳障碍，乳汁淤积在乳房里势必导致导管扩张，在这种情况下，一旦受到外力损伤，如小孩子的撞击和在性爱过程中的揉、压，往往就很容易使污染或变质的乳汁外溢，从而激发乳腺“肉芽肿”。因此，我们不难理解为什么患肉芽肿的病人总是那些年轻的妈妈，因为她们在哺乳期所受的这些“爱之伤”在所难免，所以将其称为年轻妈妈的乳腺炎。各种哺乳障碍造成的乳汁淤积是发病的物质基础，外伤是诱发因素。“肉芽肿”发病常在月经前或来潮时，以及劳累后发作。抑郁症精神病药物、促排卵药、达英35、毓婷等药物诱发病症的，称为药源性肉芽肿。有人明确告知是吃海鲜后发作，吃牛肉后变大，这些病人多属于过敏体质。

“肉芽肿”发病率近年来迅速上升的原因除了以上几点外，还与致敏因素逐渐增多有关。如有些年轻女性不懂得爱护自己的身体，频繁药物流产或经常服用紧急避孕药等，这些因素必然导致内分泌紊乱，从而使自身免疫性疾病的发病率上升。但更加遗憾的是，现在不少医生的知识还远远跟不上疾病的发展，不能在第一时间对“肉芽肿”这种疾病做出正确的诊断，从而使许多患者错过了手术的最佳时机。所以在这里呼吁女性朋友们平时一定要设法多学习一些乳腺疾病的知识。如果对某些乳腺疾病的了解还只是停留在比较肤浅的阶段，一旦患病，再不幸碰上同样知识陈旧的医生，后果可想而知。

既然肉芽肿性乳腺炎发病率如此之高，且不被太多的人所知晓，这种疾病究竟有什么典型的表现？一旦自己不幸患了乳腺炎，怎样才能准确辨认出是否属于“肉芽肿”？

根据这些年对“肉芽肿”的潜心研究，以下几点是此病在临床上最主要的特征。

1.患有肉芽肿的女性一般多为年轻的经产妇，且绝大部分都是在产后3～6年的时间里发病，平均年龄为33岁，平均年龄低于浆乳患者（导管扩张症），更低于乳癌患者。疾病性质属于自身免疫性炎症，以组织大片坏死、出血为特征，损害的主要部位在腺小叶，病理形态学特征是大量的肉芽肿形成。炎性坏死病灶地道式广泛而迅速地侵犯大范围腺体、脂肪和皮肤，就像燎原大火一样，而不仅仅集中在大导管周围。所以在病理学上，属于炎症性疾病。

2.“肉芽肿”经常以乳腺肿块为主要症状，具有突发性，即肿块突然出现，一夜之间全乳房肿大，或原有较小的肿块迅速增大。始发部位一般距乳晕较远，但很快波及到乳晕。多数伴有疼痛，甚至是剧痛。过段时间后，这些肿块表面还会出现小范围的红肿，有的甚至出现小脓肿，本人常称其为“鹤顶红”。对此病不太了解的医生在这个时候通常会把这些脓肿当做普通的化脓来对待，采取切开引流的方式，但是切开后会发现，它里面的脓并不多，就像米汤一样，流淌不止或流血不止，伤口经常肉芽翻出，很难愈合。因为病灶是多层次的，散在多发、呈窦道式蔓延，仅仅切开皮肤引流是不能解决问题的，如果不及时进行病灶清除，炎症范围很快就会覆盖整个乳房，使其面目全非。

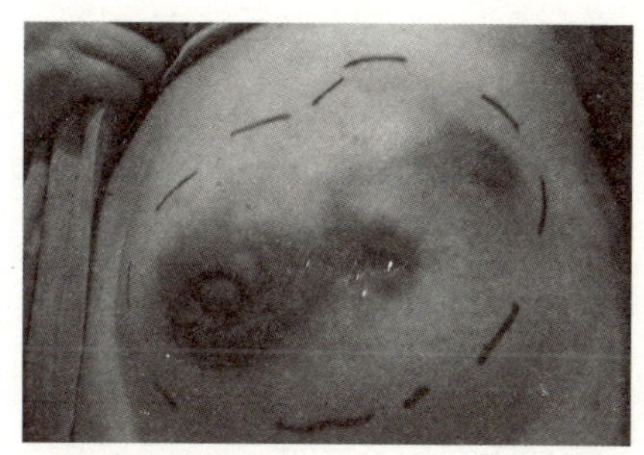

GLM肉芽肿

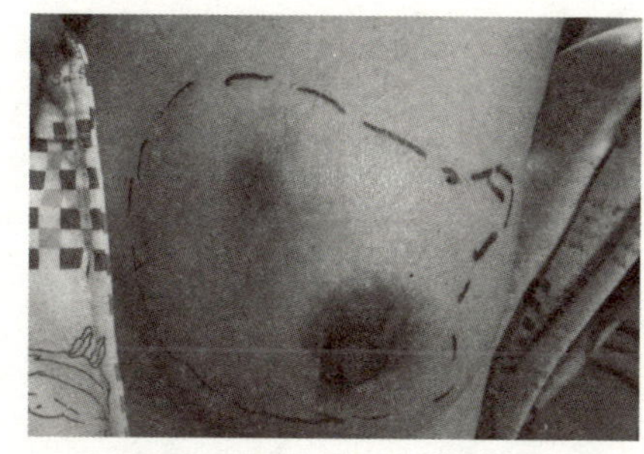

大肿块上鹤顶红

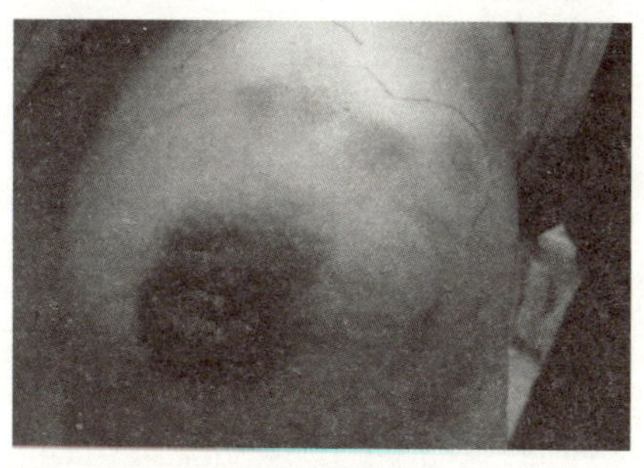

妊娠期发病的肉芽肿

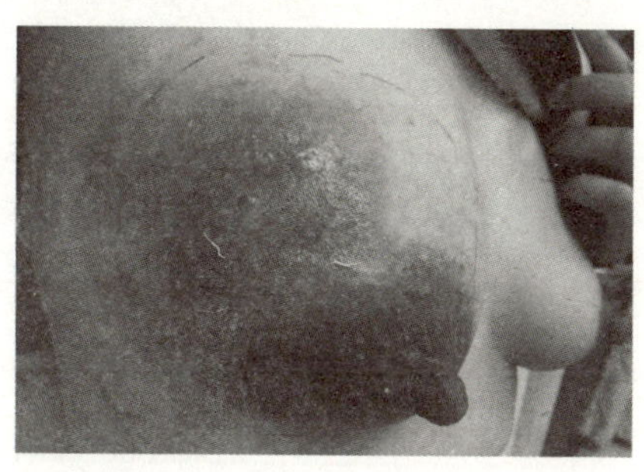

肉芽肿

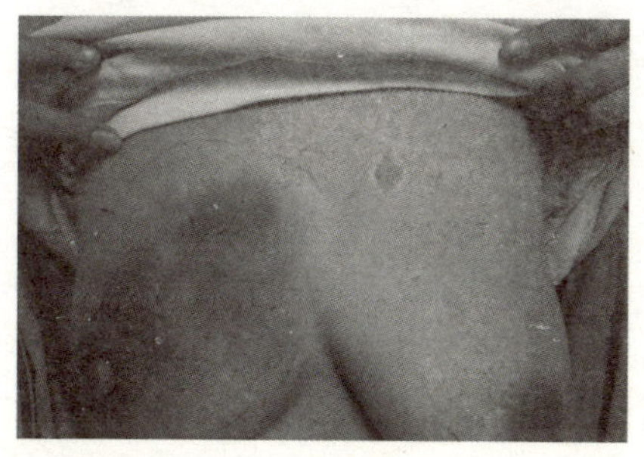

肉芽肿

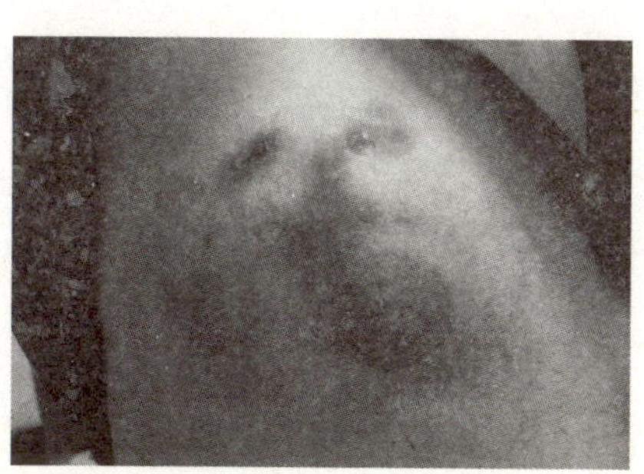

肉芽肿此起彼伏

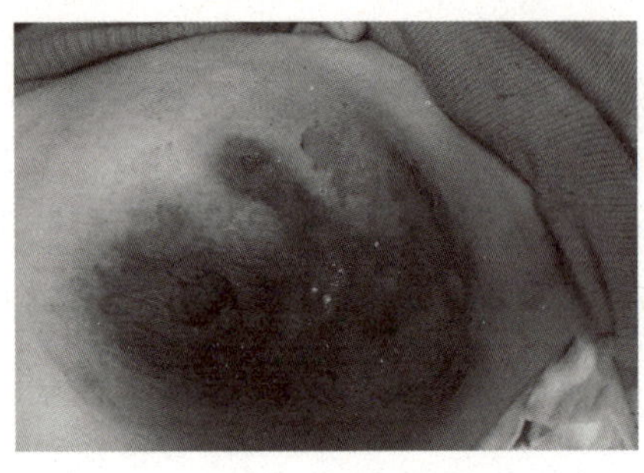

肉芽肿大小破口10个

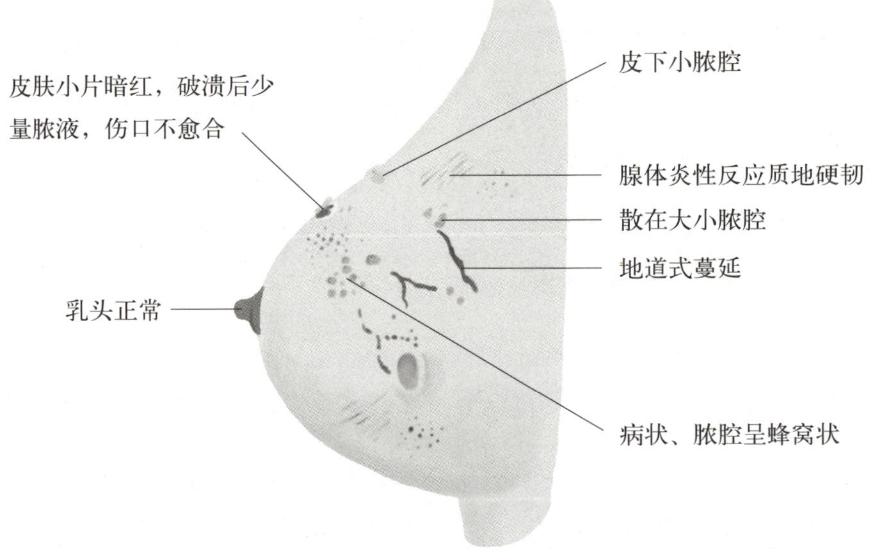

肉芽肿发病模式

30%的“肉芽肿”伴有明显的全身性关节肿痛或下肢结节红斑，颇似风湿病症，部分病人抗核抗体谱异常，似乎支持“肉芽肿”，属于自身免疫性疾病。有些病人还伴有高泌乳素血症和短时间的高烧。病理切片上经常发现与导管扩张症即浆细胞性乳腺炎并存，二者的组织来源不同，应当各属一病，但临床表现有时差别很大，有时又难以鉴别，所以二者的关系到底如何，尚待研究。

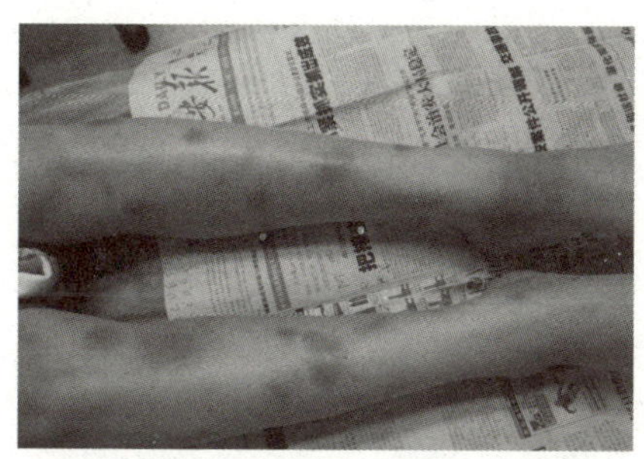

结节红斑

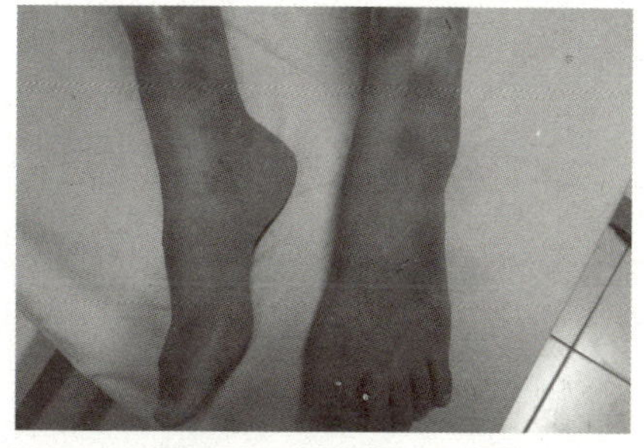

双侧脚跟不敢着地

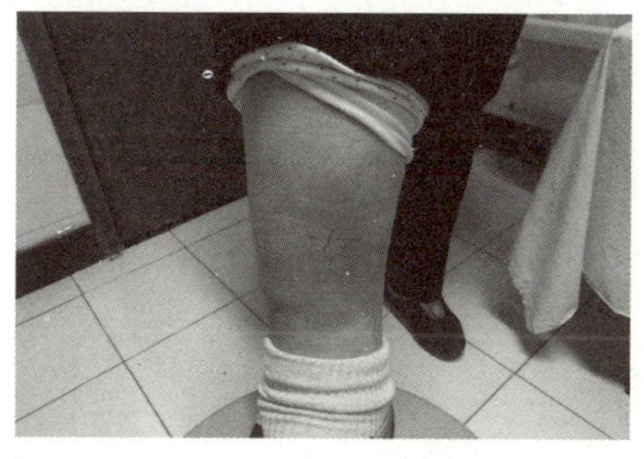

右小腿大片红斑水肿像丹毒

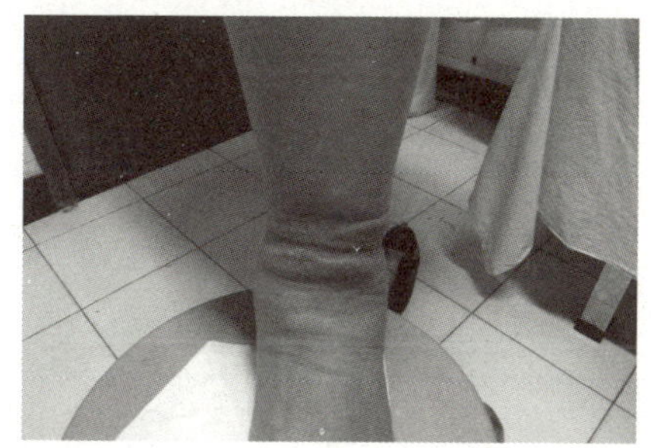

左踝关节前大片红斑水肿

注意，早期的“肉芽肿”，尤其那些无疼痛、无红肿的肿块与乳腺癌不易区分，彩超和钼靶进行检查时，往往缺乏特异性表现，所以误诊率高达百分之百。这说明早期确诊“肉芽肿”是相当困难的，因此，穿刺细胞学或病理切片诊断是非常必要的。本人认为彩超对肉芽肿的诊断帮助很大，结合病史和体征，根据彩超所见即可直接手术。

以上是我精心总结出的肉芽肿性乳腺炎的最典型的临床表现，希望女性朋友们牢牢记住并保持警惕。

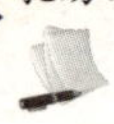

中老年的乳腺炎——浆细胞性乳腺炎

浆细胞性乳腺炎是一个用了80年的老病名，后来国际上在1951年改称为导管扩张症。由于临床确实是炎症表现，因此本人仍喜欢称之为浆细胞性乳腺炎，简称浆乳或导管炎。国内文献报告了不少病例，但其中大部分属于乳腺瘘管，而非真正的导管扩张症。根据对同期内210例肉芽肿手术、52例乳腺瘘管、16例的单纯浆乳进行调查，发现浆乳发病率远低于肉芽肿和乳腺瘘管。

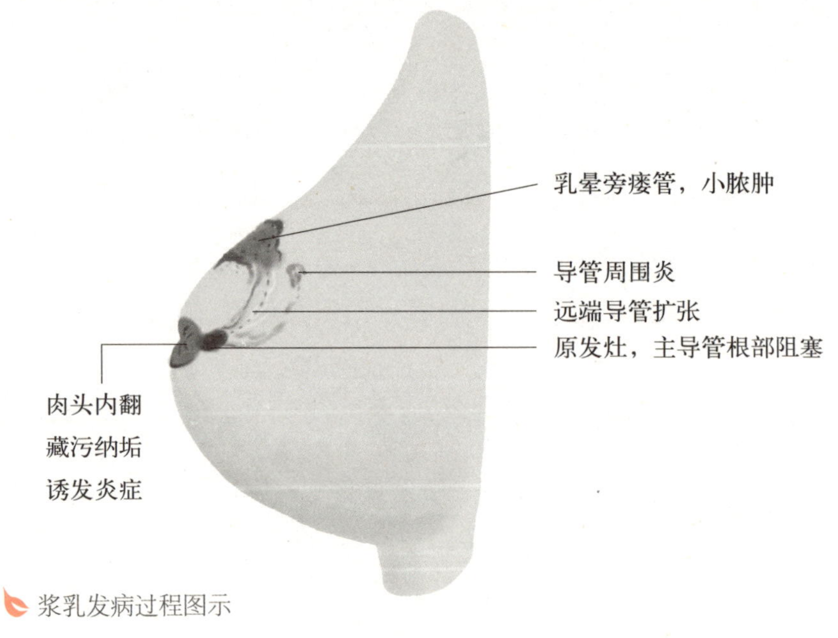

浆乳发病过程图示

浆细胞性乳腺炎的临床特点主要表现为以下几个方面。

1.发病年龄较大，多见于40～50岁之间或更大。美国学者最早报告的平均年龄是50岁。

2.多胎生育史、长期哺乳史患者较多。彩超见明显的大导管扩张、内容物淤积。

3.发病过程较缓，有自限性。即有较长时间的缓解期，但易反复发作。

4.初起为乳晕旁局部红肿、疼痛，进而形成脓肿。这是乳腺大导管管壁的退行性变，扩张阻塞，导管内油脂性的物质积聚和外溢，导致导管周围的化学性炎症，大量的浆细胞浸润，以往称为浆细胞性乳腺炎，现称为导管扩张症，属于局部自身免疫性反应，病理学上属于反应性疾病章节。

5.全身反应不明显。即不会出现像肉芽肿有全身的关节痛，结节红斑，剧痛发烧，化验指标异常等症状。

6.毁形严重。长久不愈，反复发作，多次切开、破溃，斑痕累累，乳头扭曲，乳房毁形相当严重。

7.容易误诊、误治。缺乏专业知识的医生，容易把急性期的浆细胞性乳腺炎误诊为一般的小脓肿，以为切开换几次药就能好；多发瘘管，脓水不断，可误诊为乳腺结核；最可怕的是误诊为乳癌做了根治术，如果初起的病灶离乳头较远，或位置较深，这种慢性炎症的肿块会引起皮肤粘连，与乳腺癌不易鉴别。有人因为病变长期不愈，要求切除整个乳房（乳房单纯切除术），这样实在非常可惜。

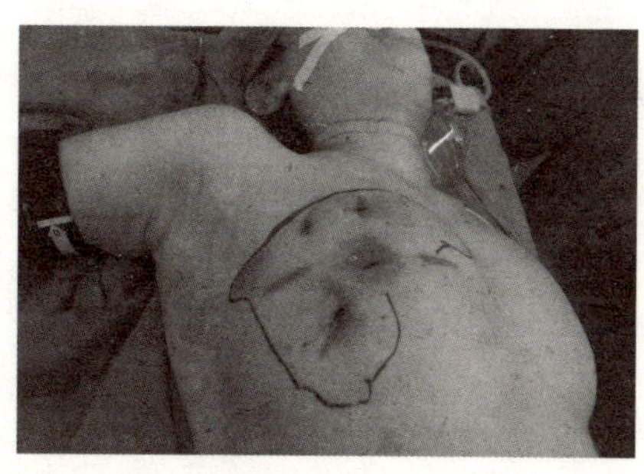
29岁浆乳病2年

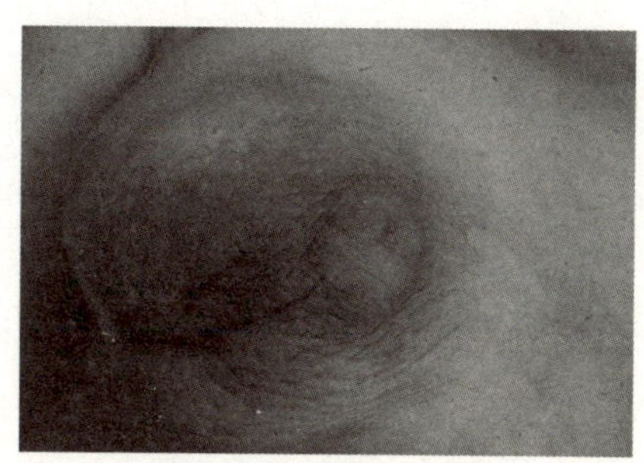
导管扩张症（浆乳）

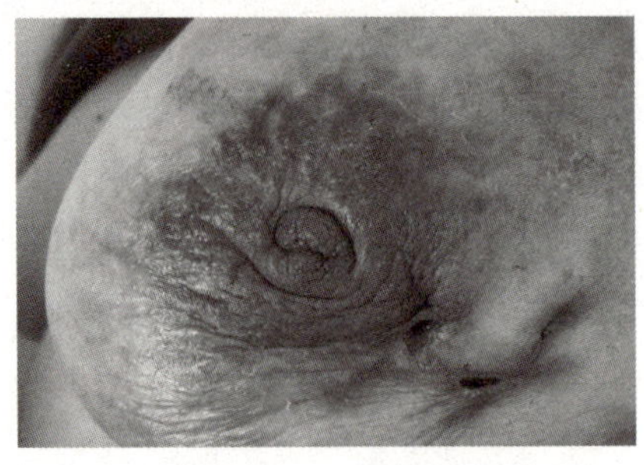
反复发作的浆乳，乳头内陷+分裂

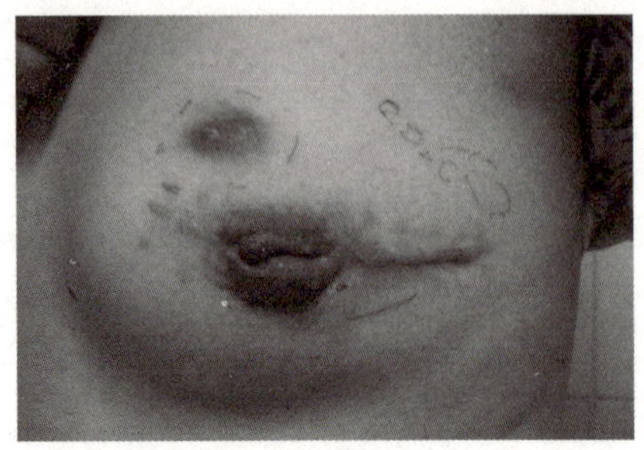
浆乳（导管扩张症）

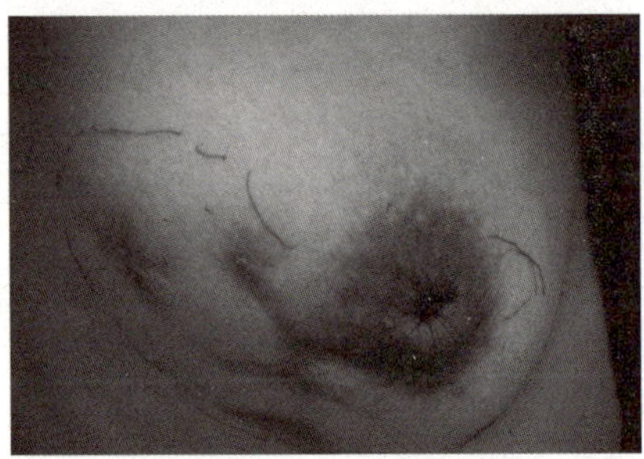
浆乳切开7个口一眼出脓，乳头内翻

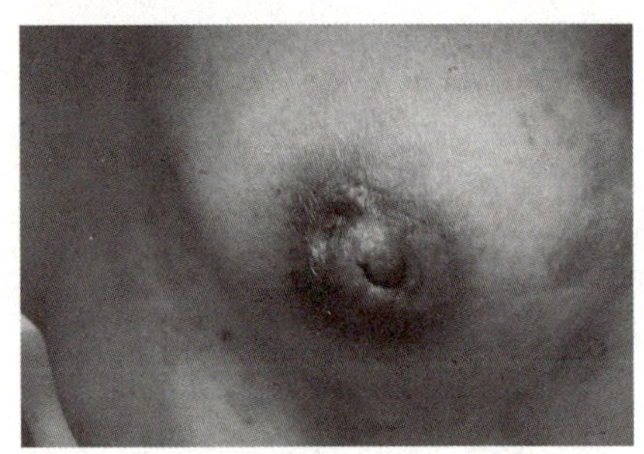
浆细胞乳腺炎5个月，切开破溃各1次，乳头分裂

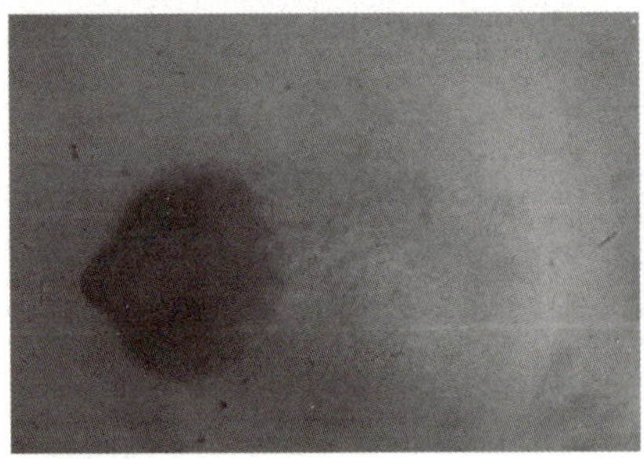
乳头下半肿胀

另外，在浆乳的治疗上，本人认为有以下方法。

中医治疗

中医治疗的目的是促使手术时机加快到来。当炎性肿块较大，或破溃有脓、急性炎症明显时不宜手术，抗生素无效或有一时之效时，最佳方案是用中药治疗。浆乳的慢性炎性肿块不红不热属于中医的“阴证疮疡”，部分皮肤暗红属于半阴半阳证，用中医外科名方“阳和汤”加减治疗最佳。

阳和汤原方：清·王洪绪著《外科症治全生集》

麻黄1.5克，熟地30克，肉桂3克（研细），鹿角胶9克，白芥子6克，炮姜炭1.5克，生甘草3克。

加减化裁：有高血压、心脏病者去麻黄，加皂刺10克，白蒺藜10克；肿块较硬，加山甲10～30克，鳖甲30克，浙贝15克；皮肤暗红，加丹皮15克，连翘10克；皮色不变，舌质淡白，寒像明显者，加制附子10克，生黄芪30克。

注意，以上的中医治疗方法，对肉芽肿性小叶炎同样适用。

手术治疗

最佳手术时机是伤口愈合期。手术的方式是乳晕下的集合大导管和病灶清除术，不是切开引流术。彻底切除乳晕下的集合导管与病灶，之后立即做乳房内部整形，尽量保持乳房外形的完美性。

产妇的乳腺炎——急性化脓性乳腺炎

急性乳腺炎是致病菌侵入乳腺，并在其中生长繁殖所引起的乳腺急性化脓性感染。表现为乳房疼痛、红肿、局部皮肤发热，甚至化脓、破溃，还多伴有畏寒、发烧等症状。

急性乳腺炎是哺乳期最常见也最容易发生的一种乳腺疾病，有两个发病高峰期：产后一个月和产后六个月。此外，初为人母者，急性乳腺炎的疾患比例高达2%～4%，比产妇患乳腺炎的比例高1倍。

众所周知，对于女性来说，怀孕、生产是一件非常耗费体力的事情，一旦成功生产进入哺乳期后，母亲们往往都会因为身体虚弱而出现免疫力下降，难以应付细菌入侵。另一方面，为了适应哺乳需要，母体需动用各种资源储备乳汁，短时间内很容易造成乳汁淤积，而乳汁又是细菌的绝佳繁殖场所。在这种情况下，如果细菌无法入侵，乳腺会相安无事，然而乳腺并非一个封闭的器官，它由连同乳头的乳管与外界相通，这就使外界的细菌有了可乘之机。平时如果不注意乳房清洁，细菌的入侵就会来得更猛烈。还有，在哺乳过程中，婴儿会经常噬咬乳头，易造成乳头破裂，也为细菌入侵提供了便利。如此一来，急性乳腺炎的发生就在所难免了。

那么为什么产后一个月和产后六个月是急性乳腺炎的两大高发期？因为产后一个月，母体的免疫力最弱，而此时乳汁淤积却最为明显，一方面是妊娠期长达数月的乳汁贮备，一方面是初生婴儿极少的需要量，此时乳汁的供应可以说是“供大于求”。这个时候只要有微量的细菌入侵，就很有可能导致急性乳腺炎，这是第一个发病高峰；产后六个月，正是婴儿长牙齿的时候，有了牙齿对乳头的啃咬，乳头破裂的机会必然大增，于是带来了急性乳腺炎的第二个发病高峰。

除此之外，第一次做妈妈的产妇患急性乳腺炎的几率更大。因为初次生育的女性，乳头及其周围的皮肤是非常娇嫩的，往往忍受不了婴儿吸奶时对乳头的刺激，所以经常会出现乳头皮肤损伤，甚至乳头皲裂，尤其是乳头短、勃起不良的更容易出现乳头皲裂。一旦形成乳头皲裂，婴儿再次吸吮时会引起疼痛，这时新妈妈们往往不愿长时间喂奶，有的甚至不敢再让婴儿吸吮乳头，这样必然导致大量乳汁淤积在乳腺内。此时，如果外面的细菌从乳头皮肤破损处侵入，就会在乳腺内迅速大量繁殖，造成急性乳腺炎。有些初产妇没有哺乳经验，给婴儿哺乳的时候往往不让婴儿将奶水吸干净，或哺乳时的姿势不正确，同样会造成乳汁淤积，从而引发急性乳腺炎。

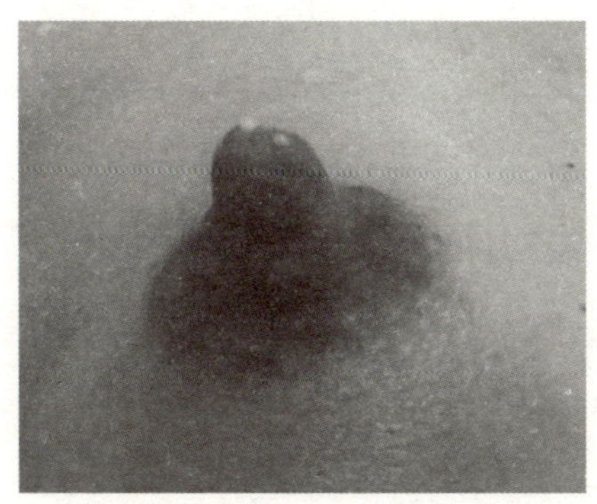

急性化脓性乳腺炎

了解急性乳腺炎发病的原因后，我们再来看看这种病的症状表现，这样有助于哺乳期妈妈们进行更好的自我防护。一般来说，急性乳腺炎有三个阶段。

第一个阶段是淤奶期或早期红肿期。此阶段病症的主要特点是刚开始常有乳头破裂，喂乳时会感觉乳头像针扎一样疼，并伴有乳汁淤积不畅或结块，有时可有1～2个乳管阻塞不通；继而乳房局部肿胀疼痛，结块并伴有压痛感，乳房皮肤的颜色不红或微红，皮肤微热；全身症状不明显，有人会出现恶寒发热、胸闷头痛、烦躁易怒、食欲不振等症状。

第二个阶段是中期或化脓期。这个时候，肿块往往不消或反而逐渐增大，局部疼痛加重，或有搏动性疼痛，甚至持续性剧烈疼痛，伴有明显的触痛；乳房皮肤发红、灼热，并有高热不退、口渴思饮、恶心厌食、同侧腋窝淋巴结肿大压痛等症状；等到了乳房红肿热痛第5～10天，乳房肿块中央渐渐变软，若用手按会有波动感，局部肿胀发热，压痛感明显，穿刺抽吸有脓液，有时脓液可从乳头流出，全身症状加剧。

第三个阶段是晚期或溃后期。当急性脓肿成熟时，可自行破溃出脓，或手术切开排脓。如果脓出通畅，则局部肿消痛减，发热、怕冷症状会消失，疮口逐渐愈合。如果溃后脓出不畅，肿势不消，疼痛不减，身热不退，就有可能形成脓袋或脓液波及其他乳络。也可能会有溃后乳汁从疮口溢出，久治不愈，形成乳瘘。

治疗急性乳腺炎要尽早。早期中医治疗乳腺炎优势较大，疏肝通乳的中药配合手法排乳大多可在一周内消散。药材常用瓜蒌、公英、漏芦、山甲、贝母等，低热用柴胡，高烧加生石膏，便秘加牛蒡子，奶多加生麦芽120克以减少乳汁分泌。因产后体虚，禁忌苦寒过重，不宜用地丁、连翘、大黄之属。服药期间可继续哺乳或单侧喂乳。西医往往过早使用大量抗生素，抗菌消炎效果固然好，但过量或过久地使用抗生素与中药苦寒过重的结果一样，肿块难消，容易转成慢性。

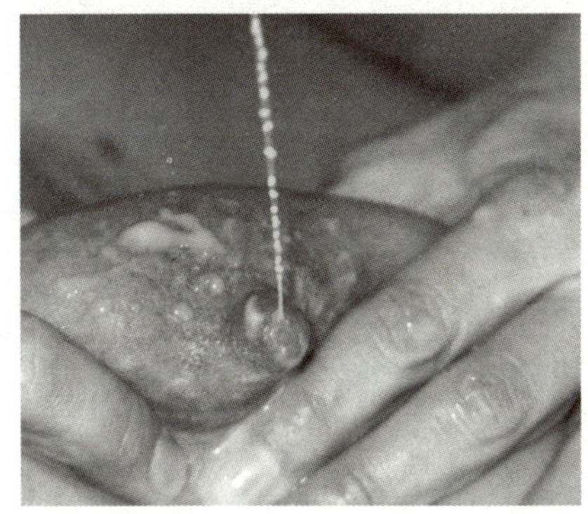

手法排乳

如果急性乳腺炎到了化脓阶段，局部皮肤红肿发亮，有波动感，或穿刺有脓，就需要及时切开引流，并且用手指分开多个脓腔的间隔，保持引流通畅。不宜等红肿处自行破溃，因为脓腔是多房性的，自溃的破口不能彻底引流。其实，化脓性乳腺炎只要脓液排净，发烧自退，之后就进入了伤口愈合期，隔日换药即可。

预防急性乳腺炎，产前产后齐用力

前面我们已经了解到，急性乳腺炎是致病菌侵入乳腺并在其中生长繁殖所引起的乳腺急性化脓性感染。对于这种乳腺疾病，我们究竟该如何做好预防工作，把其消灭在萌芽之中？答案是，产前产后一起抓。

怀孕期间，我们一定要做好哺乳的准备

要保持两侧乳房的清洁。尤其是在妊娠期最后两个月，要经常用清水或3%的硼酸水清洗乳头。注意不要用香皂类清洁用品清洗，因为女性在怀孕期间，乳房上的皮脂腺及大汗腺的分泌物会增加，这些物质可使皮肤表面酸化从而起到保护作用。如果经常用香皂等洗去保护层，甚至洗去了保护乳房皮肤润滑的油脂，就很容易造成乳房表面破损、皲裂，易于病菌侵入而导致感染。

如果乳头先天性畸形，如乳头凹陷等，在妊娠早中期就要想办法进行纠正。可经常用手牵拉乳头，或用小酒杯扣罩乳头，外用皮带固定，或用吸乳器吸引，每天1～2次。

妊娠期洗澡时要避免用热水刺激乳房，以免乳房皮肤干燥皲裂、破损，洗澡时的水温应以27℃左右为宜。此外，睡觉的姿势以仰卧最好，以免侧身挤压乳房；选择胸罩以不使乳房有压迫感为宜，平时活动时要注意避免外力碰撞乳房。

在哺乳期，认真做好以下四方面的预防工作对于防治急性乳腺炎尤为重要

一是要因人而异，按需进补。有些产妇在开奶时不顺利，家人急忙炖鱼汤、猪蹄汤给产妇补身体。其实这种做法并不一定合适。

女性产后体虚，及时适当进补是需要的，但切忌过量。先要弄清乳汁少的原因是什么，究竟是乳汁分泌量少还是乳汁淤积造成的？即辨清是属于真性乳少还是假性乳少。其实有时乳房已经在不断分泌乳汁，乳房内越积越多，但由于乳腺管尚未通畅，不能顺利排出，给人“乳汁不多”的假象，即假性乳少。此时进补下奶的食物只能起到反作用，极易导致急性乳腺炎的发生。

二是要保持乳房清洁。哺乳期可用纱布蘸温水进行清洗后再哺乳。哺乳结束后，要用温清水将乳房和乳头轻轻地擦拭干净。切忌使用香皂和酒精之类的化学用品来擦洗乳头，否则会使乳头局部防御能力下降，乳头出现干裂导致细菌的入侵。

三是正确哺乳。要保持两个乳房交替喂乳，如果一侧乳房的乳汁即可喂饱婴儿，就要将另外一侧乳房的乳汁用吸奶器吸空，保持两侧乳房的大小对称，同时在喂奶时不要让婴儿牵拉乳头，更不要让婴儿口含着乳头睡觉。此外要保持正确的哺乳姿势：一般不外乎两种，即坐姿和卧姿。无论是采取哪一种姿势，都应该把婴儿放在胸前最佳的位置，即婴儿的嘴及下颌部紧贴母亲乳房；母亲与孩子胸部紧贴胸部、腹部紧贴腹部。喂奶后应将婴儿直立抱起，让他的头靠在母亲的肩部，轻轻地拍打背部，这样能够让婴儿把吃奶时吸入的空气通过打嗝的方式排出。

四是开奶按摩。时间不要贪多。近年来，市面上出现了很多催乳师、排奶师进行上门服务，每次费用从几百元到上千元不等，其实她们的手法未必正确。有些产妇认为，按摩时间越长，开奶越快，催乳师为了迎合家长的心理，每次按摩少则一小时，多则两小时。但实际上这种做法并不妥，因为恰当的排奶时间每次以20～30分钟为宜。如果一次排奶不通，单纯增加按摩时间，只会增大局部水肿的几率，使病情加重。当然我们也可以自己按摩，正确的手法是先涂上石蜡油或开塞露润滑皮肤，手指从乳房四周外缘滑向乳晕，数次后，上下提拉乳头，造成乳晕下局部负压，这样就达到类似婴儿吸吮的作用。需要注意的是，按摩不是挤奶，更不是瞎揉，手法是很重要的。除了按摩手法的刺激外，产妇按摩结束后可让孩子吸吮，增加排乳反射，这样经过按摩、吸吮双重作用，效果更好，可大大减少急性乳腺炎的发生。

五是要保持环境清净，情绪安定，避免发怒生气。产妇居室的温度、湿度都要合适，一般以22～24℃为宜，室内空气要保持新鲜。有人以为产妇怕风，很容易出汗，容易着凉感冒，就把室内封闭得严严实实的，室内空气污浊，事实上，这样对产妇和婴儿都很不利。另外，饮食适当、大便通畅、情绪安定对产妇来说很重要。中医认为，急性乳腺炎其实是肝郁、胃火所造成的，是肝有郁火、阳明胃热的结果。所以稳定的情绪能够有效避免郁怒伤肝，对防止乳腺炎十分重要。

从上面的分析中我们不难看出，要想预防急性乳腺炎的发生，妊娠期保健尤其是产后哺乳期的保健特别重要。除此之外，产妇还需有良好的饮食习惯，多食用蔬菜水果，不能直接吃冰箱里面的食品，忌生冷。有人只吃鹌鹑蛋和小米粥，这都是不良的饮食习惯。

急性乳腺炎的自我疗法

急性乳腺炎虽是哺乳期妇女易得的一种乳腺疾病，但很多时候，我们自己就是最好的医生，只要采取正当的措施，大部分急性乳腺炎根本用不着寻求医生的帮助。

如果真的不幸在哺乳期患了急性乳腺炎，不妨采取以下措施进行处理。先尽量将患有炎症的乳房内的乳汁排空，以尽快消除感染的物质基础。这一步如何做？首先，暂停患病的乳房哺乳，但要按时把奶水挤出，每天7～8次，每次均应尽量将乳汁排空，这是治疗早期急性乳腺炎并防止其形成脓肿最有效的措施。必要时可由有经验的长辈或医护人员帮助挤奶。

接下来，就要对发炎的乳房进行局部理疗和热敷。可用热毛巾盖住发炎的部位，采用热敷的形式，每次20～30分钟，每天3～4次；也可在浴缸里放满温热的水，侧身躺下，将患病的乳房浸在水中；还可用25%的硫酸镁湿热敷患病乳房局部，这样做有利于早期炎症的消散。另外，像蒲公英、野菊花等一类清热解毒的中药对消除乳房炎症也很有效。如果乳房是局部红肿，可涂玉露膏或如意金黄膏；如果乳房皮肤微红或不红，就可以用冲合膏、太乙膏；如果是硬结难消，可用九香膏进行外敷。

当然，除了以上几种治疗措施外，佩戴合适的胸罩也必不可少。只有胸罩合适了，才能够托起乳房，使乳房内的血液循环通畅、肿胀消退。

除此之外，如果哺乳期妈妈患了急性乳腺炎，不妨在家里采用按摩和敷贴的方式进行自疗。按摩的步骤：先在患病的乳房上涂上一些润滑油，然后用手掌由乳房四周轻轻向乳头方向按摩。这个过程中，可采用推抚法，揉压法，揉、捏、拿法及振荡法这四种手法进行按摩。具体步骤如下。

推抚法：即患者取坐位或侧卧位，充分暴露胸部。先在患侧乳房上撒些滑石粉或涂上少许石蜡油，然后双手手掌由乳房四周沿着乳腺管轻轻向乳头方向推抚50～100次。

揉压法：以手掌上的小鱼际或大鱼际着力于患部，在红肿、胀痛、有硬块的地方以轻揉手法反复揉压数次，直至肿块柔软为止。

揉、捏、拿法：以右手五指着力，抓起患侧乳房部位，采用揉、捏的手法，一抓一松，反复进行10～15次，重点是再轻轻将乳头揪动数次，以扩张乳头部位的输入管。

振荡法：用右手小鱼际部位着力，从乳房肿结处沿着乳根向乳头方向做高速震荡推赶，反复做3～5遍，等到局部出现微热感时效果更佳。如果在按摩前做局部热敷，疗效会更好。另外还可以用梳子的梳背进行按摩，即先在乳房上涂上润滑油，用烤热的木梳背轻轻地按摩患病部位，向乳头方向连续推赶，将乳房内的积乳推出，这种方法主要适用于急性乳腺炎的初期。

怎样用敷贴的疗法来治疗急性乳腺炎呢？方法如下。

在急性乳腺炎的初期，可先准备适量的葱白、鸡蛋清和白糖，然后把葱白捣烂，调入蛋清、白糖，烘热外敷，每天1次，连用数天；还可将去刺的仙人掌、新鲜的蒲公英及鲜菊花，以2：2：1的比例调配，或单独把去刺的仙人掌捣烂外敷；再简单一点，直接用50%的芒硝溶液湿敷患部，每日3～4次，效果也不错。

在化脓期，可将蜂房焙焦研末，然后加一点白糖，敷在患处，每天1次，连用数天；还可取银花、连翘各12克及白糖15克放在一起捣烂，外涂患处周围，每天2次，连用3～5天，效果同样很不错。对于那些脓肿小且浅者，可用针管穿刺抽脓后，再外敷金黄散，每天更换1次。

但是到了溃后期，用敷贴治疗就相对麻烦。可采用以下几种方法，一是把生虾仁捣烂，放入一点醋炖熟，然后搅拌均匀后外敷；二是用药捻插入疮口里，再外敷上金黄膏，每天换药1次，直到疮口的脓液排干净为止；三是脓液已经流干净但还没有收口的时候，把生肌散洒在疮面上，再外敷生肌玉红膏，每隔3～4天换一次药。

以上这些针对哺乳期急性乳腺炎的自疗方法都很有效，门诊中很多哺乳妈妈在采取了这些方法后，病症在短时间内均有明显好转。当然，如果持续发烧、症状加重，且奶中有脓或血，就应及时去医院就诊，请专科医生帮助治疗，切不可马虎大意或讳疾忌医耽误治疗。

此外，很多哺乳期妈妈都有这样的疑问：患了急性乳腺炎之后，是不是就必须马上停止哺乳？其实这种担心是多余的，一般不需要停止母乳喂养。前面已讲过，母乳是婴儿最好的食品，停止哺乳不仅会影响婴儿的生长发育，还会增加乳汁淤积的机会。所以在感到乳房疼痛、肿胀，局部皮肤发红甚至局部化脓时，只需将患病的那侧乳房停止哺乳，并以挤奶的手法或借助吸奶器来排尽乳汁，但仍可让孩子吮吸另一侧健康的乳房。只有在感染严重或脓肿切开引流后才应完全停止哺乳，并按照医嘱积极采取回奶措施。

第三章

纤维腺瘤——最常见的乳房良性肿瘤

纤维腺瘤为什么多见于青春期女性

对于纤维腺瘤，可能不少女性朋友一听到这个词就觉得有些害怕，认为凡是与“瘤”有关的疾病都是很严重的，甚至是不治之症。但事实上，纤维腺瘤是最常见的一种乳房良性肿瘤，发病率占乳房良性肿瘤的80%还要多，是一种年轻女性常见病和多发病，其发病年龄最常见于18～25岁，并有进一步低龄化的趋势，所以目前越来越引人关注。

纤维腺瘤到底是一种什么样的“瘤”？其实，它是发生于乳腺小叶内纤维组织和腺上皮的一种混合性瘤，最容易发生在乳房的外上象限，其形状主要为圆形或椭圆形，不痛，且大部分是单发。此外，这种乳腺病的表现非常隐蔽，易滑动，如果不仔细查看，一般很难察觉，很多女性也都是在无意中发现的。当然，有些纤维腺瘤的表现会很明显，尤其是当瘤体快速增大或受到外力刺激的时候，往往伴有隐痛或较明显的胀痛。除此之外，纤维腺瘤在临床上一般分为三种类型：一是普通型纤维腺瘤。这种类型的纤维腺瘤最多见，主要特点是瘤体小，生长缓慢，肿块直径一般都在3厘米以下，没有任何症状，多在无意中或体检时发现；二是青春型纤维腺瘤。这种类型大多发生在月经初潮期，比较少见，特点是生长速度比较快，瘤体比较大，患病一年左右瘤体即可占满整个乳房，肿块最大径可达13厘米；三是巨纤维腺瘤。这种类型的纤维腺瘤在中年妇女中最为常见，尤其是处于妊娠期、哺乳期及闭经前后的妇女，最明显的特点是瘤体非常大，可达到10厘米以上或更大，手术治疗后复发率极高。

为什么年轻女性最容易患纤维腺瘤？究其原因，还是雌激素惹的祸。因为对于风华正茂的年轻女性来说，身体里的雌激素分泌很旺盛，而雌激素水平过高会对乳房的局部组织（比如上皮细胞和纤维组织）产生比较大的刺激，从而发生不同程度的增生，在乳房内形成圆形或椭圆形包块，并伴有隐痛或胀痛，最终形成纤维腺瘤。这一点很容易与青春期正常的乳房发育相混淆，我们知道，青春期女性特别是发育中的女性，乳房也经常会出现“肿块”，并伴有隐痛或胀痛。

既然纤维腺瘤的症状与正常的乳房发育症状很相似，那如何来区分呢？

1.从肿块上来辨别。正常乳房发育虽然也可以摸到“肿块”，但是这些“肿块”的形成是由于乳房发育伴随的乳腺增生所造成的，用手触摸时会感觉“肿块”的边界不清晰；但是纤维腺瘤的形成则是由于乳腺内纤维组织和腺上皮的混合性增生瘤化，带有不甚完整的包膜，所以瘤体的界限一般很清晰，就如在棉花中摸到鸡蛋。

2.从隐痛和胀痛上来区分。乳房正常发育虽然也伴随有乳房隐痛或胀痛，但一般表现为整个乳房的隐痛或胀痛，不是局限于某一部位；而纤维腺瘤就不一样了，它一般都是局限于乳房内所形成的包块部位。

3.借助某些辅助检查，如B超检查往往很容易鉴别两者。在彩超显示中，我们可清晰看到，正常乳房发育所形成的“肿块”并非真正的肿块，属于增生肥厚的乳腺组织；但纤维腺瘤的包块则是纤维组织和腺上皮的混合性增生，两者在B超中的表现截然不同，医生很容易辨别出来究竟是属于哪一种情况。

4.纤维腺瘤的临床特征相当明显，经验丰富的医生通过触摸即可确诊。而当单靠触诊不能确定时，可用针吸细胞学检查。即利用一根细针，抽吸少许可疑的乳腺细胞，做涂片、染色，由病理医生阅片确诊。

以上四点是鉴别乳房正常发育与纤维腺瘤最有效的方法，看似简单，其实并不容易。在现实生活中，很多病人被误诊为纤维腺瘤，导致无辜的乳房被误切，造成了不可挽回的悲剧。例如，2000年，在江西省赣州市大余县新城镇，有位姓黄的妇女，一次在给年仅八岁的女儿小小洗澡的时候，发现女儿左乳头下有一拇指大的肿块，于是就到镇医院让外科医生诊断。医生通过眼观和手摸，认为小小得的是纤维腺瘤，并于不久后为这个小女孩做了手术切除。两年后，小小右乳出现了同样的症状，黄氏带着小小到赣州市人民医院就诊，经过检查这才得知，女儿原来那只正常发育的乳房当年竟然被刘某当成毒瘤给割掉了！激愤之下，黄氏夫妇俩将当地卫生部门告上了法庭，最终获得了县卫生部门6万余元的赔偿。尽管获得了赔偿，但是这个悲剧给年幼的小小所造成的身心伤害非常大，少言寡语，自卑感很强，平时从不穿紧身衣服，害怕别人看出来她的左乳没了。

2003年2月，北京市的冯女士将北京某医院告上法庭——因为自己左乳腺肿块疼痛，在住院时，医院在没有进行必要的术前检查的情况下，误切了冯女士的左侧乳房。后经市医学会的鉴定，冯女士的病例属于三级丁等医疗事故，主要责任在医院。2004年9月，北京市二中院终审判决：医院给付冯女士5000元精神损害抚慰金，赔偿其医疗、残疾生活补助等各种费用共计9.4万余元。

……

面对如此多关于将正常乳房发育误诊为纤维腺瘤而被切除的事例，我们实在是心寒至极。同时，这也给年轻女性朋友敲响了警钟：纤维腺瘤不仅是青春期女性的亲密“伴侣”，它也很容易与正常的乳房早期发育相混淆，所以一定要擦亮双眼，仔细鉴别，这样才不至于出现乳房被误切的悲剧。

纤维腺瘤虽然是良性肿瘤，但不能忽视

前面讲过，纤维腺瘤是一种很普遍的乳腺疾病，且发病率很高，但在现实生活中，对这种病很多年轻女性还是没能引起足够重视。究其原因，不外乎两点：一是纤维腺瘤的症状表现很隐蔽，往往难以察觉；二是大多数人觉得它属于良性肿瘤，并没有放在心上。事实上，纤维腺瘤虽是良性的，且本身的症状也不明显，但它却有恶变的可能。虽然这种恶变的病例在临床上比较少见，但既然存在，我们就应提高警惕。

如何“提高警惕”？首先，千万不要把纤维腺瘤当作乳腺癌。早期乳腺癌和纤维腺瘤有很多相似之处，尤其是那些体积较小且位于乳腺深部的乳腺癌长得很像纤维腺瘤，一些年龄偏大的女性患者的纤维腺瘤质地一般都较硬，与乳腺癌很难区别，很有可能被误诊为乳腺癌。也有一些把乳癌误诊成纤维腺瘤。那么到底该如何鉴别两者呢？主要有以下几种方法。

一是从这两种乳腺病的发病人群来区分，纤维腺瘤是年轻女性的常见病，乳腺癌则大多发病于40～60岁的中老年女性；二是用手触摸纤维腺瘤的时候，包块往往可以在手指下滑动，但早期乳腺癌的包块则是与腺体一起推动；三是在进行B超检查的时候，纤维腺瘤的边界清晰可见，并有包膜，而乳腺癌包块的边界往往模糊不清，没有包膜；四是在进行X线检查时，纤维腺瘤的边界清晰可见，但乳腺癌边界不清，且有毛刺或簇状小钙化点等特异图像。只要大家牢牢把握以上四个区别要点，一般情况下还是比较容易鉴别两者的。

除了要注意不把纤维腺瘤误诊为乳腺癌外，我们还要防止其恶

变的可能。虽然有资料显示，纤维腺瘤的恶变率极低，只有0.2%，但是一旦发生病变，后果非常严重。这一点对于妊娠期的妇女来说尤其值得引起注意。因为在妊娠期，由于体内激素的急剧变化，纤维腺瘤可能会突然长大并发生肉瘤变。除此之外，40岁以上的妇女特别是绝经期及绝经后发生纤维腺瘤者，恶变的危险性也会增高。患有乳腺囊性增生的患者如果同时患有纤维腺瘤，会提高患癌的危险性，多发及复发纤维腺瘤恶变的几率也相对较高。

对此，有些正准备怀孕的女性可能会担心：既然妊娠期纤维腺瘤恶变的可能性比较大，那是不是患了此症就不能怀孕了？答案是否定的。虽然怀孕对纤维腺瘤有影响，但是只要我们未雨绸缪，事先采取好相关措施，并不会影响怀孕。对于临近婚龄或准备结婚的女性朋友，最好在准备怀孕前半年就把纤维腺瘤切除，一般来说，肿瘤的切除对怀孕和哺乳是不会造成影响的。但手术肯定会对瘤体周围的正常乳腺组织产生一定损伤，术后会留下疤痕，如果在局部疤痕没有软化缩小时马上怀孕，可能会对产后哺乳造成一定的影响，所以医生会尽量要求患者在手术半年后再怀孕。

纤维腺瘤什么时候手术最合适

纤维腺瘤虽然属于良性肿瘤，但保守治疗效果不佳，又存在恶变的风险，所以在发现之后就应进行积极治疗。目前最有效的治疗方法当属手术切除，但这并不意味着只要一发现纤维腺瘤就需要立即手术，还是要严格掌握手术的时机及手术适应证。

一般来说，25岁以下的女性发现了纤维腺瘤，立刻做切除手术后的复发率很高，并且手术患者年龄越小，复发的几率就会越大，经常是切除了大的肿瘤之后，很快小的肿瘤又长大了。针对这个年龄段女性的纤维腺瘤，不要急于切除，应该以临床观察和药物控制为主。另外，纤维腺瘤通常会在妊娠期和哺乳期迅速增大，成为巨大纤维腺瘤，或恶变为纤维肉瘤，且年龄越大，这种恶变的可能性也越大。因此，对于已婚的青年女性，如果瘤体在1厘米以上，就应在妊娠之前切除。如果是在妊娠哺乳期新出现的纤维腺瘤，则应先观察其肿块的生长情况，对于生长迅速者应立即手术。如果是35岁以上的女性，特别是绝经以后的患者，就更应该立即手术切除，并做术中冰冻切片。对于那些术后在原处又复发的纤维腺瘤，应警惕其恶变，因为每复发一次，就会增加恶变的可能性。所以对于复发患者，原则上仍应手术治疗，且在手术时需要稍稍扩大切除一些肿瘤周围的腺体，手术后最好服用中药辅助治疗，这样才能尽量减少其复发和恶变的可能性。

看到这里，很多女性朋友可能会担心：既然是手术切除，会不会留下很难看的疤痕？其实这个大可不必担心，随着现代医疗技术的发展，目前很流行运用乳腔镜或微创手术来切除纤维腺瘤。通过以上方式来切除肿瘤，留下的疤痕很小，通常只需要取两个小切口，即腋窝和乳晕部分。腋窝的切口非常隐蔽，手术后很难用肉眼看出来；而乳晕一部分的切口，如果缝合技术较好，通常在手术后2～3个月切口就不明显了。所以对于中青年女性来说，选择乳腔镜切除纤维腺瘤，既能达到有效治愈的目的，同时也不会影响乳房的美观。

当然，作为一项手术，纤维腺瘤切除后，一定要做好术后护理，尤其是在饮食上，不要过多服用含雌激素高的保健品。虽然雌激素是人体维持健康的一部分，少量服用可起到治疗保养的作用，但若长期大量服用，就容易引起卵巢等器官功能的衰退，严重者还会引发乳腺癌。另外，术后要多吃一些低脂肪的食品，因为高脂肪的饮食不仅会造成肥胖，还会破坏雌激素水平的平衡，容易导致肿瘤复发。调味佐料也要少吃，像胡椒粉、桂皮、丁香等天然调味品具有一定诱发性和毒性，如果过量食用，轻者会口干、咽喉痛、精神不振、失眠等，重者会诱发疾病，在日常饮食中，我们还是尽量少用调料为好。

除了饮食上要注意外，纤维腺瘤手术后三个月内最好佩戴向上托起的运动胸罩，以减少切口的皮肤张力，从而减少瘢痕的形成。另外，要注意劳逸结合，避免过度劳累，适当参加体育锻炼，增强自身的免疫功能，同时还要保持心情舒畅，避免情绪波动，更不可长时期精神抑郁，在月经前期尤其应该注意这一点。

很多人会问：治疗纤维腺瘤就必须采取手术的方式吗？吃药怎么样？实际上，纤维腺瘤的药物治疗效果较差，药物可能使肿块变小或停止生长，但很难使肿块彻底消失。对于药物治疗，建议25岁以下的年轻女性可以一试。取鲜天门冬60克，鲜远志60克，生香附60克，生鹿角15克，然后用一斤黄酒把这些药材浸泡一星期，每天临睡前服用10～20毫升，如果不能饮酒，可以拿等量的水将药材煮沸后再服用，或是佩戴中药乳罩。

总之，目前治疗纤维腺瘤最有效的方法还是手术。虽然吃药与手术相比痛苦较轻，治疗费用也较低，但毕竟不能根治，所以一旦确诊自己患上了纤维腺瘤，首先应该考虑做手术切除。

第四章

乳腺癌——女性最致命的恶性肿瘤

为什么乳腺癌成为女性第一“杀手”

乳腺癌是乳腺导管上皮发生的恶性肿瘤，是世界范围内对女性威胁最大的癌症之一，同时也是发病率最高的癌症之一。据权威医学资料统计，全球每13分钟就有一人死于乳腺癌，乳腺癌已成为威胁女性健康的重要疾病，且随着发病率的不断增加死亡率也在明显上升。但世界各国因地理环境、生活习惯的不同，乳腺癌的发病情况有很大差别，如北美和北欧大多数国家是女性乳腺癌的高发区，南美和南欧一些国家为中发区，亚洲、拉丁美洲和非洲大部分地区为低发区。与世界其他国家相比，我国虽属于乳腺癌的低发国，但近年来乳腺癌的发病率却也急剧上升。

以上海为例，1972年，上海女性的乳腺癌发病率为每10万人中有17人；1992年上升到每10万人中有34人；2000年，这个数字迅速上升到每10万人中有56.2人。由此可见，1992～2000年这8年时间里，上升的幅度大大超过了1972～1992年这20年间的上升幅度。

除了上海，其他城市乳腺癌发病率的形势也很严峻。如北京，从1978年开始，乳腺癌就已成为妇女发病率最高的恶性肿瘤，近年来还以每年2.4%的速度上升，现在年发病率已经达到45/10万。再如杭州，根据杭州市疾控中心2006年的统计数据显示，杭州市女性癌症发病率中排在第一位的就是乳腺癌，且每10万人中发病者高达35人。

从全国来看，1991～2000年这10年的时间里，我国城市妇女乳腺癌的死亡率增长了38.9%，农村妇女乳腺癌死亡率则增长了39.7%，乳腺癌已严重威胁到妇女的健康与生命，成为女性健康第一杀手。此外，我国女性乳腺癌的另外一个特点就是发病年龄较年轻化，发病高峰年龄为40～49岁，比西方妇女早10～15年。所以说，中国是当今乳腺癌发病率增长最快的国家之一，近年来正以每年3%的速度递增。乳腺癌成为城市中死亡率增长最快的癌症，且发病年龄群逐渐年轻化，在未来20年，乳腺癌很有可能成为中国发病率最高的恶性肿瘤。

另外，关于女明星患乳腺癌的病例不胜枚举。例如，2007年5月13日，在电视剧《红楼梦》里饰演林黛玉的著名演员陈晓旭因患乳腺癌不治撒手人寰，年仅42岁；同年11月27日，被称作“李娜第二”的著名歌手叶凡因乳腺癌引发广泛性转移，最后肝功能衰竭医治无效逝世……

看到这些触目惊心的数据和令人扼腕叹息的病例，可能绝大多数人都会对乳腺癌产生恐惧心理，甚至谈“癌”色变！但患了乳

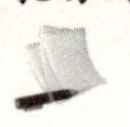

腺癌，是否就真的等于被判了死刑？当然不是。乳腺癌其实并非不治之症，虽然目前医学界对于乳腺癌还没有彻底的预防方法，但这并不意味着束手无策。相反，乳腺癌是所有癌症中治愈率最高的，综合国内外的统计资料我们不难发现，在过去的十年中，全世界乳腺癌的发病率虽增加了万分之八，但患者的生存率却提升了万分之二十！特别是早期的乳腺癌，不仅可获得很好的临床疗效，且愈后良好，可以同常人一样生活，一样长寿。

因此，乳腺癌虽然可怕，但只要能够积极配合治疗，就有完全康复的可能。然而在现实生活中，有些人一旦患上了乳腺癌，就会悲观地把这种疾病和死亡画上等号，产生紧张、恐惧、疑虑和痛苦的心理反应。这种悲观情绪无疑会加重病情的发展，甚至使癌细胞进一步扩散。所以在此劝告女性朋友，即使患上了乳腺癌，也千万不要痛哭流涕，要以乐观的心态来对待，这样才更有可能战胜病魔。

诱发乳腺癌的因素到底有哪些

众所周知，乳腺癌不是生来就有的，而是种种不良因素长期刺激的结果，这中间大约需要10～25年的漫长时间。到底哪些因素会诱发乳腺癌？现代医学研究认为，引起乳腺癌的因素有很多，除少数遗传因素外，大部分都和平时不良的生活习惯有关系。

遗传因素。遗传因素是造成乳腺癌的重要因素之一。在所有癌症中，最早被学者关注的是乳腺癌的家族倾向。有乳腺癌家族史的人患乳癌的几率要比无家族史的高出许多倍，尤其是以双侧乳腺癌患者和年龄较小患病者居多。究其原因，很大程度上是因为遗传因子授予她们对乳腺癌“容易感冒”的易感体质和病变内因。对此，有些患者很悲观，认为遗传性的乳腺癌是命中注定逃不掉的，只等一死。其实这种想法是错误的，虽然遗传性因素引起的乳腺癌很难避免，但并不等于我们只有束手就擒，只要从小就加以重视这方面的情况，定期到医院去做检查，生病后争取早发现早治疗，还是能很大程度上降低乳腺癌的发病率的。

乳腺癌属于生活方式癌，除了遗传因素外，影响最大的莫过于不良的生活方式。时下女性追求高学历、高职位，晚婚晚育或不生育，独身不嫁，甚至人流频频，滥用药物，为保持体形不母乳喂养，

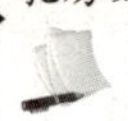

争当女强人，争强好胜，负荷超载，烦恼多多，入夜不眠，抽烟饮酒，高蛋白高脂肪膳食等，不胜枚举。总之，当前社会不良环境是诱发乳腺癌的主要因素。如果从降低乳癌危险性的角度来讲，女性朋友应明智一点，承认男女有别，工作量力而行，生活贴近自然，女大当婚，30岁之前生育，产后自己哺乳，家庭幸福，健康才有保障。

乳腺癌致病的因素中，有些是无法选择的，如人种、地域、遗传、月经等；有些是很难改变的，如社会因素、工作压力、生存环境等；有些可以人为改善，如膳食、婚育、哺乳、不良习惯等。只有深入了解这些因素，才能趋利避害，尽可能地降低其危险性。

另外，对于女性来说，经常喝酒也是乳腺癌发病的导火索。如果每天摄入的酒精量超过15克，就会使女性身体里分泌大量的雌激素，雌激素会刺激乳腺癌细胞的繁殖，这样极易引发乳腺癌。

滥用雌激素药品或保健品也是乳腺癌的重要致病因素。有些女性为了“延长青春”，不惜使用雌激素来延迟闭经期；有些女性为了达到美容的目的，长期使用含有雌激素的化妆品；还有一些女性，在更年期综合征的治疗中，将雌激素广泛地用作替代性治疗……这些做法都有可能打乱人体正常的激素水平，从而诱导乳腺癌发病。

情感因素与乳腺癌密切相关，我称之为“情伤”。男人的肝癌与女人的乳癌同出一辙。关于这一点，本人以前曾做过深入的调查。我发现单身女性、留守女性、退休女工和一些从事教学职业的教师患乳腺癌的几率较大，属于高危人群。因为这些人很容易产生紧张焦虑、孤独压抑、忧伤、苦闷失望及急躁恼怒等情绪，长期受到这些不良情绪的刺激，机体生命节律就会发生紊乱，神经内分泌系统功能失调，免疫功能下降，减少了胸腺素的生成和释放，且淋巴细胞、巨噬细胞对体内突变细胞的监控能力和吞噬能力下降，这样就很容易发生癌肿。所以，保持平静开朗乐观的情绪，也是预防乳腺癌的关键所在。

频繁流产是引发乳腺癌的重要因素。临床证明，妇女在妊娠后，乳腺的导管和腺泡发育比较旺盛，体内激素水平升高，但人工流产会使体内激素水平骤然下降。这样一来就阻止了乳腺细胞的成熟，腺泡会相继萎缩，从而造成乳腺淤滞，引起肿块，导致多种乳腺疾病的发生。

月经的初潮与绝经年龄。一般来说，月经初潮来得越早，将来患乳腺癌的几率就会越大。有人曾对此做过一个统计，月经初潮年龄大于14岁的人，比12岁前就来初潮的人患乳腺癌的可能性少20%。此外，绝经期越晚，患乳腺癌的几率也越高。调查显示，超过55岁才绝经的妇女，得乳腺癌的可能性比50岁以下就绝经的妇女高1倍。

生育年龄和产次多少也会影响乳腺癌的发病率。初产年龄晚、产次多，都是乳腺癌的危险因素。30岁以后怀孕的人，患乳腺癌的危险性要比20岁怀孕的人高出25倍。而生育3～5胎的妇女比生1～2胎的妇女的乳腺癌的发病率高5倍。生育者比未生育者患乳腺癌危险性小，但差异不大。另外，给孩子哺乳可以降低乳腺癌的发病率，因为哺乳期内分泌的改变，不利于乳腺上皮细胞的癌变。

肥胖是乳腺癌的伴侣。在绝经前患上乳腺癌的妇女不一定肥胖，但绝经后发生乳腺癌的多为肥胖女性。因为身体肥胖，脂肪堆积过多，脂肪产生雌激素，增加了雌激素的分泌量，这些多余的雌激素不断地刺激乳腺组织，时间一长就容易引起乳腺癌。此外，肥胖的人一般都患有高胆固醇血症，其机体的免疫功能有所下降，抗癌因子的免疫功能受到抑制，发病率就会大大提高。所以在这里劝告女性朋友，平时不要过度食用煎炸食品和糕点甜食，以免造成肥胖，增加患乳腺癌的几率。

除了以上所述的致病因素外，在临床上，本人还观察到乳癌患者的外貌一般看起来要比同龄人年轻，皮肤白皙，所以也把乳癌称为“美女癌”，可能是由于她们体内雌激素水平偏高所致。爱美之心人皆有之，美丽绝无罪过，但是美丽的外表下可能潜藏着危险因素，所以警示天下的美女们，不要忽视乳腺癌。

最后，我还要强调一点，女人要重视家庭的美满。生活幸福的基本构成应当包括满意的性生活。如果耐心地进入乳腺癌病人的情感世界，不难发现，她们在性生活上存在诸多困惑，根本不了解性满足对自己乳房健康的保护作用，性不和谐是普遍存在的，但她们甘心奉献从不索取。中医主张的“上工治未病”就是对预防为主的高度概括。作为现代社会的女性，应当清楚了解乳腺癌的促发因素，积极行动起来，将乳腺癌扼杀于萌芽阶段。

特别要关注乳腺癌的早期症状

限于目前的医学条件，还谈不上科学预防乳腺癌。只有早发现早就诊，才能有效自救。

乳腺癌有三大表现，即肿块、疼痛和乳头溢液，这也是所有乳腺疾病的三大表现，病症之间缺乏特异性。那怎么才能确定患的是乳腺癌呢？本人用五个字概括出了乳腺癌的主要临床表现，即“块、痛、溢、粘、缩”。

何谓“块”？就是指乳腺肿块。这是乳腺癌最主要的症状，临床上，约有80%的患者都是在自检时发现肿块后前来就诊的。那么，乳腺癌的肿块具有什么样的特征？

一是肿块发生的部位。我们知道，如果将乳房以乳头为中心，做一个十字交叉，它就被分为四个象限，即内上、内下、外上和外下。乳腺癌肿块的好发部位首先在外上象限即靠近腋窝的部位，内下和外下象限发病率则比较小。

二是肿块的数目。乳腺癌以单侧乳腺的单发肿块为多见，单侧多发肿块及原发双侧乳腺癌在临床上并不多见。但要注意，随着肿瘤防治水平的提高，患者生存期的不断延长，一侧乳腺癌手术后，对侧乳腺发生第二个原发癌肿的机会就会增多。

三是肿块的形态和边界。乳腺癌肿块没有清晰的界限，一般多为不规则的球形肿块，亦可呈扁片状，且质地较硬，触摸的时候往往会感觉坚硬如岩石，尤其是它的核心部位。

四是肿块的活动度。乳腺癌初期，肿块比较小时，活动度往往较大，但这种活动度又有一定的局限性，即肿块连同其周围软组织一起活动，因此摸起来有“拖泥带水”的感觉。良性肿瘤则可自由滑动。乳腺癌晚期肿块常与皮肤或胸壁粘连，甚至完全固定。

既然肿块是乳腺癌的主要特征，这是否说明患了乳腺癌就一定会有肿块？不是。虽然肿块是乳腺癌的局部表现之一，但并不等于乳腺癌就一定会表现出肿块来。如早期的小肿瘤，可能潜藏在腺体的深处，一般很难用手摸到，甚至有些小肿瘤用影像学检查也难以发现，所以说有些乳腺癌肿块往往是不直接表现出来的。另外，有些类型的乳腺癌可以没有一般意义上的肿块，如隐匿癌、炎性乳腺癌和湿疹样乳腺癌等，这些乳腺癌常常在乳房中没有可以用手触摸到的肿物，只有通过病理学检查才能找到，所以摸不到肿块的癌非常容易被漏诊，不过此类情况并不多见。但是，大家一定要摒弃乳腺癌必定有肿块的观念，提高警惕性，积极参加乳腺普查。

说完了乳腺癌的第一个症状“块”，再来看看“痛”。疼痛通常不是乳腺癌的初发症状，大多数乳癌是在“不知不觉”中发病的，仅个别病例以疼痛为首发症状，其他癌症也这样，中医统称为阴证。当肿块增大时，可伴有隐痛、钝痛、刺痛或牵拉感，夜晚或侧卧时这种感觉会更强烈。乳癌晚期肿瘤会出现顽固性、难以忍受的疼痛，此时医生已经无力回天。

“溢”指的是乳头溢液。乳头溢液有生理和病理之分。生理性乳头溢液主要发生于妊娠期和哺乳期的女性，还有发生于女性月经来潮之前，或性高潮之后；病理性的乳头溢液则是指病态下的乳腺导管分泌液。4%～6%乳腺癌有乳头溢液，且溢液多为血性，清水样，多是单侧、单孔导管溢液。注意不要与假性溢液相混淆，当乳头内翻或表面分裂时，藏在里面的粉刺样污垢可能被翻出来，因为不是来自导管，故称假性溢液。

“粘”，就是粘连，多指皮肤粘连。皮肤为何会粘连？原因就在于癌肿侵犯了腺体和皮肤之间的韧带，使之缩短，牵扯皮肤所形成的皮肤凹陷，其形状就像“酒窝”，这种现象有时可被看作乳腺癌的早期临床表现之一。如果有较大面积的皮肤粘连，乳房局部就会形成凹陷，当托起乳房时，局部粘连凹陷就会更明显，这就不属于早期表现了。毛孔的凹陷和周围皮肤水肿相加，就形成所谓的“橘皮征”，即皮肤表面毛囊处形成许多点状的小孔，看上去就像是橘子皮一样。皮肤水肿是由于乳房的皮下淋巴管被癌细胞所阻塞，或者是被位于乳腺中央区的肿瘤所浸润，使乳房淋巴液回流受到阻碍所致。一旦出现了橘皮样改变，就说明情况十分严重，这往往是乳腺癌晚期的典型症状。当然，除了皮肤粘连和水肿外，晚期还有皮肤溃疡，形状如菜花一般，中医形容像火山口，所以乳癌又称为“乳岩”，说它坚硬如岩石，描述得相当形象。

最后是“缩”，是指乳头回缩，即有乳头内陷、固定等表现。

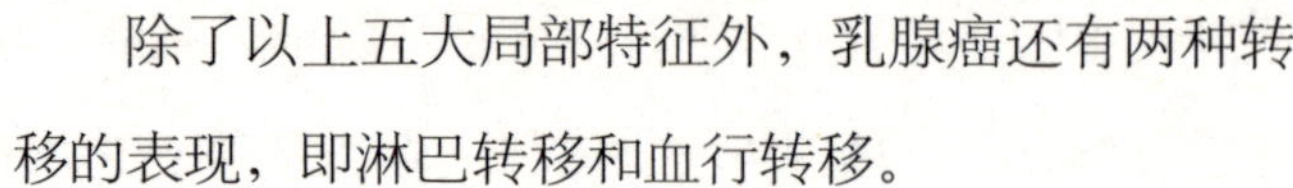

除了以上五大局部特征外，乳腺癌还有两种转移的表现，即淋巴转移和血行转移。

先来看看乳腺癌的淋巴转移。最常见的是同侧腋窝淋巴结转移。当乳腺癌转移的时候，淋巴结通常会由小逐步增大，数目从少增多。且刚开始的时候，肿大的淋巴结可以来回推动，之前相互融合、固定。最后，这些肿大的淋巴结会压迫腋静脉，影响上肢的淋巴回流导致上肢水肿。乳癌根治术、腋窝淋巴结清扫术后，也常发生术后上肢水肿。

乳腺癌的远处转移，则是指癌细胞通过血液循环转移到远处组织或器官，同时出现相应的症状，这是乳腺癌的主要致命原因，常见的转移部位顺序是肺、肝、骨、脑。

掌握以上关于乳腺癌的各种症状，对于我们及早发现乳腺癌有着很重要的意义，尤其当乳房出现下列异常时，我们更要警惕。比如一侧乳房单发不痛的结节状肿块，或固定部位的隐痛，单孔血性溢液、乳头内陷、乳房皮肤上有“酒窝”等，一定要及时去乳腺专科就诊。

我们之所以强调要特别关注乳腺癌的早期表现，力争乳癌早发现早治疗，不仅仅是为了提高生存率，更是为了保持健康的生活质量。因为如果能达到下列条件：非哺乳期妊娠期妇女的单发结节，肿块小于或等于3厘米，距离乳晕边缘2厘米以上，肿块活检切除后残存的断面2厘米内未发现癌细胞，本地有良好的放疗设备，就可以做保乳手术，不会造成体形的任何缺欠，这无疑是每一位乳癌患者的美好愿望。

治“心”胜于治病

喜欢任贤齐的朋友都知道，在2007年，他与著名演员杨千烨合作主演过一部贺岁电影，叫《天生一对》。剧情很简单，讲述的是乳腺癌患者梁冰冰（杨千烨饰演）如何战胜自己，做手术切除乳房的故事，并由此引发了一段感人至深的爱情故事。相信看过这部电影的朋友，尤其是女性朋友，都有这样的感触：一旦不幸患了乳腺癌，调整好心态至关重要。

的确，长期以来，医学上对于乳腺癌关注最多的是手术、化疗、放疗等领域，对于其他相关因素，如心理治疗等，在乳腺癌整体治疗中则很少涉及。这不得不引起我们高度关注，因为很多病例都表明，心理因素和乳腺癌之间有着非常重要的联系。就像《天生一对》中的乳腺癌患者梁冰冰，在确诊自己患有乳癌后，大受打击，生怕会失去一只乳房后没有男人再爱她，结婚的希望就会因此破灭。如果不是那个善解人意的V仔利用各种方法来鼓励梁冰冰，估计直到最后被乳腺癌折磨至死，她都没有勇气走上手术台。

其实不只是梁冰冰，在现实生活中，大家一谈到癌症都会闻之色变，女性对此尤其敏感，她们对死亡和疾病的恐惧，往往会影响病情的稳定。另外，女性的更年期前后是乳腺癌发病的高峰年龄段，这个阶段的女性对于自己的性别角色定位有着根深蒂固的看法，一想到自己美丽的乳房将要被切除，往往就会产生“我不是完整女人了”的悲观想法，从而自我否定。再加上事业和家庭的双重压力，这些更年期乳腺癌患者的病情无疑会大大加重。

究竟该如何做好乳腺癌患者的心理呵护？关键还在于患者家属的努力。虽然在乳腺癌治疗过程中，医生会进行心理疏导，但这个过程毕竟是短暂有限的，与患者朝夕相处的家人才是施与心理呵护的主体。如何呵护？这需要一定的技巧，如果做法不当，很容易把好心办成坏事。

如果你的家人不幸被确诊为乳腺癌，这时患者本人难免会产生极大的恐慌，一般都会有绝望悲观的情绪。对此，她最需要的是同舟共济的心理支持。也就是说，患者最需要的是一种实实在在的心理感受。所以，作为她最亲近的人，如果表面强颜欢笑但在具体病情上闪烁其词，这样就很难瞒过对方敏感、多疑的心，反而会加重其悲观和恐惧的心理。所以，与其强颜欢笑地安慰，不如与患者一起坦然面对，不过这个“坦然面对”需要一定技巧，既不能把疾病说得过于严重，也不能避而不谈，应该让患者真真切切地感受到来自家庭的支持，这样才能让她从家人的安慰中获取战胜疾病的勇气和信心。

另外，在乳腺癌患者治疗取得成功时，家属也需要注意自己的言语。一般来说，当治疗刚结束的时候，不管有多成功，患者都会将信将疑。因为她会觉得，乳腺癌毕竟属于癌症，不同于一般的疾病，不能乐观得太早。抓住患者的这种心理，家属这个时候就应该表现出有所保留的高兴。所谓“有所保留的高兴”，就是在她面前，既要充分肯定当前的疗效，也要明确告诉对方，对付癌症要树立起长期坚强抗争的决心，虽然在短期内取得了成功，但不能保证以后不出现意外。这样做显得合情合理，更容易让患者接受。

乳腺癌术后的护理与康复

手术治疗是乳腺癌患者最常选择的治疗方式，手术能否成功，往往直接关系到患者术后的恢复情况，包括是否复发等。所以在术后，作为家属，如何做好护理与康复工作是非常重要的，对于患者本人来说，不要只是躺在病床上被动地接受护理，应该积极主动地配合医生和家人做一些努力，以保证治疗效果。

究竟该如何做好乳腺癌术后的护理与康复?

1.心理护理。这里的“心理护理”，主要是指消除患者对癌症的恐惧、疑虑和痛苦情绪，尤其对那些在手术中失去乳房的患者，这一点尤为重要。因为乳房作为女性美的一种标志，无论年龄大小，她们都不想受到乳房缺失的伤害。因此，一旦乳房被切除，很多女性都会经历一段激烈的心理反应过程，即绝望、恐惧、忧伤、消沉等负面情绪交错出现，脑中常常围绕许多悲观的想法，如“没了乳房，我拿什么吸引爱人”、“爱人不要我了怎么办”、“没了乳房，丈夫是不是就得讨厌我了”等等，由于这些消极的自我感觉，患者的情绪时常会发生激烈的变化，甚至会产生自杀念头。所以无论是医生还是患者家属，一定要耐心地进行心理疏导，帮助其树立积极乐观的生活态度。

2.不要把自己当病人，要大胆正常地生活。事实上，乳腺癌并不像人们所想象得那样严重，相反，它是癌症中治疗效果最好的疾病之一，并且绝大多数病人在治疗后都可长时间地继续生存下去。一般病人在治疗后经过疗养，往往都可以继续上班，不影响工作。但我们要注意，在家疗养的这段时间里，患者本人不要整天躺着或坐着，应做一些力所能及的事情，把每天的生活充实起来，按时起居，配合适当的户外活动及锻炼，如保健操、太极拳等。这些运动对手术后的恢复很有帮助。

3.定期复查，掌握病情。一般来说，乳腺癌患者经过治疗后，应终生复查，这样才能尽早发现有无病灶复发或是转移迹象，做到早发现早治疗。复查时间间隔一般是手术后的第一年每三个月一次，第二年每半年一次，第三年开始每年一次。另外，乳腺癌能否治疗成功与医生、病人及家属的互相配合是分不开的，尤其是家属，起着最关键的作用。因为医生与病人只是医患关系，病人的痛苦、疑虑、担忧和想法，首先告诉的是自己最亲近的人，医生不可能全面了解这些东西。所以作为家属，除了在生活上要给予病人周到的照顾外，还要配合医生进行一部分心理治疗，尤其是在病人心情抑郁、痛苦、紧张和烦躁不安的时候，家属应想方设法减轻病人的痛苦，在精神上和思想上积极地给予安慰和鼓励，这样就等于为机体增加了一份抗癌力量。

4.保证饮食有营养。乳腺癌病人在化疗和放疗期间可能会出现一些副作用，从而引起消化道的各种不适症状，这个时候家属应尽量满足病人在饮食方面的要求，尽可能做一些富有营养、质软、色香味俱佳的饭菜。不过要有节制，不能过量，因为营养过度及肥胖对乳腺癌的治疗都有不利影响。在白细胞减少期间，为了防止各种感染的发生，家属应劝服病人少去人多的地方，避免接触过多的人。

5.注重手术后的康复锻炼。乳腺癌手术后，患者的形体会有所改变，这个时候患者要做好心理准备，尽力有计划有步骤地配合医生进行肢体功能锻炼，以促进肢体血液淋巴回流，减轻肢体肿胀，尽早恢复正常功能。当然，这个康复锻炼是有着严格规定的，一般在手术后的前两天要开始做前臂和肘关节的屈伸运动及握掌动作，每次做10遍，每天约5～6次。

手术后的第三天，可试着用健康一侧的上肢帮助手术一侧的上肢做上举动作，使患侧肢体举高至与头部相平，每次3～4遍，每天3～5次。

手术后的第四天，可用健康一侧的手握住患肢的大拇指，帮助患肢向上抬举，直到超过头部，每次2～3遍，每天3～4次。

手术后的第五天，可用健康一侧的手托起患侧肘部，慢慢向前上方抬举，使之超过头部，并尽可能伸直，每次2～3遍，每天2～4次。

手术后的第六天，可用患侧的手指顺着墙慢慢向上滑行，逐步提高，每次2～3遍，每天3～4次。

手术后的第七天和第八天，将患肢手掌越过头顶，触摸对侧的耳朵，每次2～3遍，每天3～4次。

手术后的第九天，可以肩关节为轴心，转动患肢做旋转活动，每次2～3遍，每天3～4次。

术后的第十天，可根据体力和伤口的愈合情况逐渐做上肢抬举、旋转、外展等各种运动。当然，这些术后锻炼并不是一成不变的，在实际操作过程中，患者可根据自己的病情、年龄、体力及伤口愈合的情况等，进行循序渐进的锻炼，千万不能操之过急。

总之，乳腺癌病人术后的护理与康复是一项细致的工作，不仅要从心理上、饮食上多加注意，且还要帮助病人进行某些康复性锻炼。虽然过程烦琐，但这一步却绝对不能掉以轻心，因为手术后究竟能否完全恢复及成功预防复发，很大程度上都取决于这些因素。

如何远离乳腺癌

既然乳腺癌给人带来如此大的痛苦，我们在日常生活中应该如何预防呢？从前面所讲的乳腺癌的致病原因中，不难看出，遗传因素、环境污染及病毒等在乳腺癌的形成中只占了30%左右的比例，这些因素是无法改变的，但其他70%左右的乳腺癌患者是由不良的生活习惯、情绪、饮食、烟酒等造成的，这些因素我们完全可通过后天的努力来改变。所以说，是否患乳腺癌，并不一定是天注定，绝大部分的主动权还是掌握在我们自己手中。

根据本人几十年的临床经验，总结出以下几点预防乳腺癌的方法。

一是控制体重，不肥胖。更年期之前的肥胖妇女患乳腺癌的可能性较大，但对于更年期以后的妇女，身体肥胖后果更加严重，患乳腺癌并死于此病的危险性要大大高于更年期前的妇女。有人对此做过研究，如果以70千克作为标准体重，每增加10千克，乳腺癌发生率就提高20%，且60岁左右的女性，体重每增加10千克，患乳腺癌的风险就将增加80%。所以在此劝告中年女性朋友，平时应尽量减少高脂肪食物的摄入，应注意锻炼，更多地消耗掉体内多余的脂肪，这对于预防乳腺癌很有好处。

二是远离保健品。现在市场上的很多女性保健品，包括不少耳熟能详的知名品牌，都含有一定量的雌激素。雌激素是一把“双刃剑”，一方面它的确能够延缓女性衰老，但另一方面又会导致乳腺导管上皮细胞增生，甚至癌变。所以大家千万不要轻信广告，对保健品的选择要因人而异，尽量远离，如确实需要，一定先了解清楚其中的成分，在医生的指导下服用。

关于这一点，做家长的也要注意，不要盲目从市场上购买儿童补品给孩子补身体，因为不少补品内含有激素，会加速女孩子的生长发育。但女孩子月经初潮年龄提前和月经史的延长，就意味着乳腺组织更长久地暴露在雌激素的作用下，患病的可能性就越大。有研究表明，女性初潮年龄提前一年，一生中患乳腺癌的可能性就增加20%。

三是生育不要太晚。很多都市女性由于生活压力大、保持身材等原因，结婚后不愿意生育或推迟到三十岁以后再生育，这都是错误的做法。对于女性来讲，第一次足月妊娠往往可促使乳腺上皮发生一系列的变化并趋于成熟，使得上皮细胞具有更强的抗基因突变能力，同时产生大量的孕激素，孕激素对于保护乳房健康非常重要。因此，怀孕、分娩和哺乳虽然很辛苦，但却能大大增强女性的抗疾病能力，这种能力获得越早，对防止乳腺癌的发生就越有利。

四是不能整天戴着乳罩。人的身体就好比是一台无比精妙的机器，要想让它正常运转，就必须时常给予良好的保养，任何反常的因素都可能导致它的某个部位发生故障。长期戴乳罩可使乳房受压造成局部组织血液循环不畅，新陈代谢障碍，甚至形成血淤、包块、结节，最后发生癌变。所以建议女性朋友，乳罩白天戴，晚上一定要取下，这样可以避免戴乳罩的弊端。

五是避免过重的精神负荷。中医认为，乳房为肝经所主，七情内伤、肝郁气滞是乳腺癌发病的主要原因。现代医学调查的结果表明：性格内向抑郁型的知识分子比开朗乐观的体力劳动者更容易患乳腺癌。当然，精神负荷除了来自工作、学习外，还来自婚姻。很多乳腺癌患者在婚姻上都存在这样或那样的不幸，比如中年丧夫、被动离婚、夫妻不和等。所以从预防乳腺癌的角度来说，提高心理承受力、加强修养、稳定情绪是相当重要的。对于那些过重的精神负荷，我们一定要尽快抚平创伤，始终保持“心平气和”。心平静，气自和，气血流畅，才能健康无病。

六是尽量做到每年一次健康体检。很多女性都没有定期体检的习惯，总是等到身体不适了才去医院做检查，殊不知此时病症已存在一段时间了。如果定期去做检查并治疗的话，这些小病很可能在初期就被扼杀。所以说，健康体检是自我保健的重要方式之一。

除此之外，乳腺癌并非是女性的“专利”，有些男性朋友一不小心也会得这种病。因此男性也要注意预防，尤其是那些睾丸发育不全，有隐睾、睾丸萎缩等问题的男性朋友要特别注意，对于那些肝功能曾受过损伤的男性来说，更要保持高度警惕。因为肝功能受损后，对雌激素的灭活能力会降低，这样就会导致体内雌激素过多，引发乳腺发育症，最终可能形成乳腺癌。还有一些男性朋友，在不知不觉中得了乳腺癌，如为了治疗前列腺肥大或前列腺癌应用了雌激素，这样就很容易患上乳腺癌。当然，男性乳腺癌的发生概率是很低的，大概只有女性的1%左右，可是由于男性乳腺体积比较小，淋巴管比较短，癌细胞就更容易扩散，所以男性朋友一旦发现自己的乳头有异常症状，就应尽早到医院就诊。

以上几点是预防乳腺癌最主要的一些措施。俗话说“不治已病治未病”，虽然乳腺癌对人们的危害较大，但只要我们严于律己，从日常生活中的点滴做起，就可以把乳腺癌的发生率降到最低。

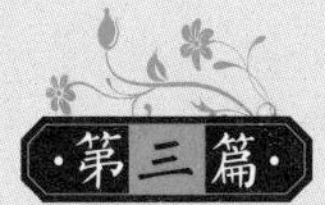

第三篇

乳房保健：让健康和美丽伴随女人一生

了解了乳房自检的重要性和几大常见病的防治方法，我们不难体会，要想确保乳房健康美丽，日常的科学保健至关重要。但是如何着手实施？本篇从饮食、按摩、生活习惯等六大方面详细为你解答了这一难题，只要你逐条反省自身，及时纠正错误，乳房就能健康美丽地陪你一生。

第一章

乳房自检是三十岁以上女人的必修课

乳房自检为何如此重要

现在人们的外界生存环境受到越来越严重的污染，从某种程度也会对女性乳房的健康造成伤害。尽管现在不少女性有了一些乳房保健意识，但由于工作较忙，很多人都没有时间定期到医院做检查，也就不能时刻对乳房健康进行监督，很多时候都是在乳房出现明显症状后才去医院就诊。基于这一点，乳房自检是每位女性朋友都应该学习和掌握的，这是最简单有效的预防乳腺疾病的方法。

乳房自检是否必要和实用？我们来举个例子。如乳房肿块，这种症状最为常见，有些人认为这是乳腺增生症，也有人会怀疑是乳癌。下面我们来看看乳房自检得出的答案：首先用手触摸一下乳房，如果感觉里面有个肿块，且轻轻推动时，它能活动，幅度还很大，质地很硬韧且富有弹性，再用手按压，没有明显的疼痛感，那么这个肿块很可能属于纤维腺瘤；如果在乳房的一侧或是两侧摸到大小不一、软硬不等的肿块，且在触摸过程中感觉到肿块表面似乎有些小颗粒，与皮肤、筋膜不相连，再用手指按压时感到明显疼痛，那么这类肿块就很有可能属于乳腺增生症。此外，由乳腺增生症引起的肿块还有一个很明显的特点，就是经前乳房周期性胀痛，即在每次来月经的前几天，乳房胀痛会较明显，但月经过后，这种疼痛感又会减轻或消失，局部肿块也有可能变小变软，这是发现乳腺增生症的一个非常重要的依据；还有一种情况要特别重视：就是在抚摸乳房的时候，如果观察到乳房表面的皮肤发红，里面的肿块不仅有压痛感，且不碰触时也经常肿胀疼痛，甚至有时候这种痛感会波及腋下，同时还会出现全身怕冷和发热的症状，再严重一点，这些肿块会形成脓肿，摸起来有波动感。那么这就极有可能属于乳腺炎了，要尽快去医院做进一步确诊。

通过乳房自检中的一摸一看，就能把乳房肿块分成几大类，并由此牵涉出各自对应的病症。由此可见，乳房自检的确非常重要。所以在此劝告女性朋友们，尤其是三十岁以后的女性，从现在开始，掌握乳房自检的正确方法，这会让你的乳房健康受益无穷。

乳房自检的最佳时机及注意事项

在进行乳房自检的时候，掌握好时间很重要，如果选错了时间，自检的结果就容易出错。那么，究竟什么时候才是乳房自检的最佳时间？

一般来说，乳房自我检查的时间最好安排在月经结束后的3～7天，这个时候随着月经的结束，乳房的充血量少，且比较柔软，如果有肿块就很容易摸到。此外，月经结束后的几天里，激素对乳腺的影响很小，乳腺处于相对静止的状态，也很容易发现病变。月经来潮前不适合进行乳房自检。因为在月经来潮前，乳房会肿胀、变硬，特别是患有乳腺增生症的人，这个时候在乳房中更会出现片块或结节样的乳腺组织，并伴有压痛和胀痛的感觉，此时进行乳房自检，那些较小的病变肿块很有可能被增厚的乳腺组织所掩盖，发现不了真正的病变。除此之外，触摸到增生的乳腺组织时，所产生的疼痛感也会带来心理负担。

当然，这样说并不是指所有的女性在进行乳房自检的时候，都必须要在月经结束后的几天里进行，对于那些初学乳房自检的女性来说，最好在一个月里选几个不同时间点进行检查。这样你会了解不同时期乳房硬度的变化情况，之后再改为每月一次月经后的例行检查，这样能把乳房自检工作做得更加准确和细致。

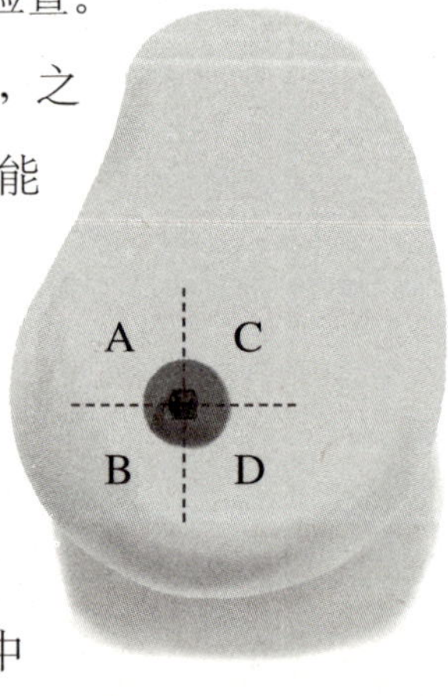

在进行乳房自检之前，除了要选对时间外，还要注意一些事项，如自检的重点部位。临床上对于乳房部位的划分是这样的：以左侧乳房为例（如图），以乳头为中

心，如果把乳房看成是一只钟盘的话，那么9～12点的范围（A）被称为内上象限，12～3点范围（C）称为外上象限（这个区域延伸到腋前，延伸部分即为乳腺尾部），3～6点范围（D）为外下象限，6～9点范围为内下象限（B），乳头乳晕为中央区（E）。同理，如果换做右侧乳房的话，也是这样划分。在进行乳房自检时，外上象限应是检查的重点，因为乳腺恶性肿瘤中有一大半都发生在这个区域。

另外，女性朋友应清楚自己乳房正常的尺码和大小。虽然乳房的大小会随着月经周期的变化而变化，但月经结束后的一星期之内，乳房的大小和重量基本是相同的。所以在平时的自检中，如果发现自己的乳房形状和重量发生了较明显的变化，或是乳房皮肤有凹陷、乳头有血液或其他液体溢出，甚至出现明显肿块等症状时就一定要到医院就诊了。

如果在乳房自检中发现有“肿块”或“结节”，如何判断它是良性还是恶性？告诉大家一个简单的方法，先用手摸一摸这些肿块或结节，如果感觉质地较柔软，那么增生的可能性就较大；如果质地较硬，那这类肿块就有可能是良性或恶性肿瘤，这时应尽快去医院就医。其实不光是肿块或结节，即便是通过乳头溢液，同样也可判断出其正常与否。如果乳头的分泌物是乳汁样的，那么很可能是乳腺导管扩张导致，一般对健康的影响不大；如果乳头溢液呈现血性，就可能是导管乳头状瘤或乳腺癌引起的，应尽快就诊。

当然如果在乳房自检时，出现以上异常症状，不要过于紧张，只要及时就医，把乳房自检中所发现的情况详细地告诉医生，尽快对病症做出诊断和治疗，就能将疾病扼杀在摇篮里。

总之，恰当掌握好乳房自检的时间、检查的重点部位及简单判断某些异常的方法，是乳房日常保健行之有效的途径。

乳房自检的正确手法与步骤

乳房自检是一种科学有效的乳房保养手段，但大家只有掌握了正确的检查手法和步骤才能做出较正确的判断。

第一步是视诊

选择一个有大镜子的、光线柔和的房间，脱去上衣，面对镜子站立或端坐，双臂垂放在身体两侧，仔细观察。首先看两侧乳房各部分的外形轮廓是否呈自然球面，比如有无膨出或凹陷、乳房的大小是否对称、乳房皮肤色泽是否正常、有无红肿、皮疹、浅静脉怒张等异常表现；第二步观察乳头是否有抬高、回缩、凹陷，是否有异常分泌物溢出；然后再观察乳晕，颜色是不是有所加深、有无湿疹样改变，等等。在此过程中也要把两侧乳房的对称性作为检查的重点，尤其是两侧乳头是不是在同一水平线上。假如双乳从外观上出现明显不对称的现象或跟以往相比有较大的改变，就要格外小心，极有可能是发生了某些病变，要及时到医院就诊。

除此之外，也不要忘了仔细检查刚换下来的内衣上面是否有乳头分泌物的污渍。如果有，那么就很可能是从乳头流出来的，若是不在哺乳期，就应属于病理性的。最常见的病因是导管内乳头状瘤、乳腺增生症或导管扩张症，尤其是血性溢液并伴有乳房肿块的情况就有乳癌的可能。不过服用一些药物也有可能会引起双侧乳头溢液，如雌激素、避孕药、抗抑郁症精神分裂症药物等，总之，大家在自检时一旦发现有乳头溢液的情况，一定要去看医生。

第二步是触诊

首先采取端坐位或平卧位，如果乳房肥大下垂时还要采用半侧卧位。采取端坐位时，两臂放松，不要夹紧；采取平卧位时，最好用枕头垫在肩部下面，使肩部略抬高，这样能让这一侧乳房更加凸显，便于进行全方位的触摸。在触诊过程中，还要注意手法的运用：手掌平伸，四指并拢，用最敏感的食指、中指、无名指的末端指腹轻轻触摸乳房。如果想滑动或大面积按揉乳房，可固定中指，用其他两指触按，但绝不可以用手去抓捏乳房，否则很容易将乳房内的肿块与正常的腺体相混淆，从而无法做出正确判断。

接下来要注意的是触诊的顺序。前面讲过，每侧乳房均可分为内上、内下、外上和外下四个象限，在触摸右乳的时候，应该把左手放在右乳之上，一般从外上象限开始，并沿着顺时针或逆时针方向运动，检查完一圈，最后检查乳晕中心区，这样能避免遗漏。同样的道理，检查左侧乳房的时候，应把右手放在左乳上，然后进行运转触摸。假如在触摸过程中发现乳房某一部位有腺体增厚、结节甚至肿块，先别着急，再仔细摸一摸，若是多个小颗粒状的结节，并伴有轻微触痛感时，乳腺增生症的可能性大一些；若是一侧乳房里有单个或多个的圆形结节，并且摸起来质地坚韧，活动性也大时，就极有可能是纤维腺瘤；当触摸到单侧乳房里有单发的不规则形肿块，且质地硬、活动性差时，很有可能是患了乳腺癌，要尽快去医院确诊，以免贻误病情。

第三步腋下诊

还有一个不能忽略的检查部位，即两侧腋下。这个地方也需要仔细触摸，因为有时候乳房内的肿块很小甚至触摸不到，这些狡猾的“癌细胞”往往先发生转移，致使腋窝淋巴肿大。检查时可以略为前倾上半身，上肢完全放松，用另一只手摸对侧腋下，看看是否能摸到肿大的淋巴结，如果摸得到，要及时去医院检查。

对于那些已经患有乳腺增生症和纤维腺瘤的病人来说，定期自检乳房更是非常必要，并且自检的重点应放在病变部位上，自检结果应与上个月的情况相比较，看究竟是好转了还是加重了，然后及时与医生沟通，有效防止病情加重。

虽然上面这些乳房自检的步骤很详细也很实用，但无法从根本上代替专科医生的检查，所以当在乳房自检时发现某些异常变化并难以确定病因，就有必要到医院做进一步检查了。

孕期乳房自检特别要注意的四大要点

孕产40周是女性乳房变化最大的一个时期。首先是怀孕后，由于体内激素的剧烈改变，再加上产后哺乳，乳房会明显变大，出现胀痛、刺痛，乳头有分泌物、发痒等症状。这些生理变化对于初次怀孕并缺乏乳房保健常识的女性来说，显得非常神秘和不安，很多女性由于不了解“真相”，往往把孕期乳房的正常变化看作是病态化，造成了心理压力。因此，孕期乳房自检有一些特别注意的事项。

孕期乳房肿块。很多怀孕的女性在进行乳房自检时，会发现乳房内似乎有一些硬块，担心有疾病发生，其实这些硬块可能是增厚的腺体，不必过于紧张，因先观察是否还有其他症状发生，再决定要不要去医院检查。

孕期乳房疼痛。有些女性在怀孕期间乳房有疼痛感，担心是否患上乳腺疾病。孕期乳房之所以疼痛，最常见的原因是孕期乳房胀大对乳房内部组织拉扯所造成的，其痛感有些类似于月经周期来临前的胀痛，此类现象一般来说都属于孕期中的正常反应，如果没有别的症状就不必担心。

孕期乳头发痒。孕期发现乳头发痒的时候，要重点观察乳晕的皮肤颜色：如果乳头皮肤颜色没有变化，就不必担心；如果乳头发痒伴有脱皮、肿大现象，就要马上去医院诊治。另外，除了怀孕的因素，乳头发痒一般还和内衣有关系。太紧的内衣很容易压迫乳房，并且还会因透气性差引起乳头过敏，所以女性朋友应选择符合胸型且易透气吸汗的内衣，尽量避免发生乳头发痒症状。

孕期乳头分泌物。一般来说，女性在孕期出现乳房分泌物属于正常现象，因为有些初乳会在孕期开始分泌，此时只要做好相应的乳头清洁护理措施就可以了。但如果分泌物的颜色发生变化或散发异味，就要及时就诊。

以上四个症状是孕期女性在乳房自检时最常见的情况，但大部分都属于正常的孕期反应。针对这四个方面，大家一定要多加注意，看清“真相”，这样才能使孕期乳房自检更为全面和精确。

发现“副乳”，要及时就医

在乳房自检过程中，有些女性会发现在乳房靠近腋窝的地方，有两团胖乎乎的赘肉，甚至有时还出现胀痛现象，似乎是长了淋巴肿瘤，但实际上，这两块多出来的东西极有可能就是“副乳”。当然，副乳不只是长在乳房周围，也有可能长在腹部、腹股沟部、大腿内侧。

什么是“副乳”？副乳其实属于一种多乳症，有真性副乳和假性副乳之分。真性副乳属于很常见的先天性乳房发育畸形，与正常乳房有着很大区别，多数像婴儿的乳房，或只见小块皮肤颜色加深，中央有一点点皮肤增厚，类似小小的乳头。有的仅有腺体，有的仅有乳头，但也有的在腋部可见完整的乳房，即乳头、乳晕和腺体。由于大多数真性副乳形状不明显，所以会经常被误认为赘疣。但是在月经期、妊娠期或哺乳期，真性副乳往往会增大、胀痛，甚至分泌少量乳汁，月经过后，妊娠或哺乳终止后，真性副乳则会自动缩小，肿痛消失。真性副乳到底是怎么产生的？这还得从胎儿时期说起，当胎儿在子宫内长到一定程度时，在其腹部两侧，就是从腋窝到腹股沟线上，由外胚层的上皮组织发生6～8对乳头样局部增厚，这些叫作乳房的始基。在正常情况下，除了胸部的一对乳房外，其余的那几对始基都在出生之前退化、消失。如果没有退化或退化不全，就会形成多余的乳房或乳头，即真性副乳。所以从这一点来说，真性副乳其实是乳房的始基没有完全退化的结果。

假性副乳是由于脂肪的异常堆积造成的，尤其是与外力逼迫乳房变形有很大关系。如长期穿着过紧的乳罩或内衣，都会对胸部造成压迫，从而很容易把原来属于胸部的脂肪往外推挤，时间长了就会形成假性副乳。

从表面上看，副乳似乎与身体健康无关，但事实上它有着发生乳腺癌的潜在危险。所以大家绝不可掉以轻心，一旦发现了副乳，尤其是对于那些在非月经、妊娠或哺乳期发生增大和胀痛的副乳，一定要及时就医。

另外，假性副乳可用较简单的方法进行消除，如选择合适的内衣，即尺寸大小合适，并能完整包容乳房。这种侧边加高加宽且能完整包容乳房的内衣，可以把腋下的假性副乳及下胸围乳房全部包围在罩杯里，时间一长，假性副乳的脂肪位置就会自然而然地移动到正确位置。所以那些有假性副乳的女性朋友，在购买内衣时，一定要注意两点，首先是要试穿，确保尺寸合适，不要只看内衣上标明的尺寸，因为不同牌子的内衣在规格尺寸方面存在一定差异；选择好了合适的内衣后，在穿着时要注意微前倾上身，将胸罩罩上，扣好背扣后再用两手分别拨动乳房，把副乳和乳房全部拨进罩杯里。不仅穿戴胸罩时要时刻注意，上完厕所后也要这样调整，以防假性副乳从胸罩里滑出来。只要养成这类好习惯，假副乳一般都会自动消失。

除了借助内衣来消除假性副乳外，按摩也是一种很不错的方法。每天早晚抽出一点时间，对假性副乳捏一捏，推一推，久而久之也能有效。但是这个“捏”和“推”是有讲究的：双手自然下垂，看到腋下到胸部之间突出的部分后，用右手中食指和大拇指适当用力反复地去捏左胸部位的假性副乳，大约捏三十多次，之后再用同样的方法去捏右侧，也是三十多次。做完了“捏”的按摩后，接下来是“推”：双手自然下垂，然后左手半握拳，以指关节的力量将左胸突出的副乳由外向内推，右侧也用相同方法，每天早晚左右各推三十多次。当然，这种按摩方法对于消除真性副乳也有效。

此外，我们还可以通过正确的运动方式来消除假性副乳，因为假性副乳形成的主要原因是脂肪过多，通过某些针对性的运动就可以消除腋下过多的脂肪，并强壮胸大肌。下面给大家介绍两种很不错的消除假性副乳的哑铃运动，如果家里没有哑铃，用废弃的塑料瓶装满水代替也可。

第一种运动：两侧上臂紧贴身体侧边，双手紧握哑铃，前臂尽量向上臂内弯曲靠近，手臂在身体

两侧张开。然后保持手臂紧握哑铃的姿势不变，向中间靠拢，再张开，反复做约二十次。

第二种运动：双脚自然站立，双手垂直并紧握哑铃。然后由下往上垂直向上抬起哑铃，手臂不可向前弯曲，与身体保持平行。最后，把哑铃一直向上抬起至腋下处即可，重复约二十次。

以上两种哑铃运动只要每天做3～5次，每次休息约两分钟，长期坚持下去，假副乳就会消除，真副乳也会明显缩小。

当然，并不是所有的副乳都可以通过以上几种方式来消除，如果在乳房自检中发现副乳凸起的组织较大，或因经常与皮肤摩擦导致反复出现湿疹，那么就要考虑手术去除了。方法有两种，一是抽脂，这种方法主要是针对那些因穿衣不当或单纯的脂肪囤积所形成的假性副乳；二是手术，主要是针对那些内部有乳腺组织的真性副乳。

总之，由于副乳存在着转变为乳腺癌的可能性，所以一旦发现，就要重视且持续观察，如有变化应及时到医院诊治。

警惕！乳头湿疹可能是乳腺癌的信号

很多哺乳期妇女，在乳房自检中经常会发现乳头皮肤又红又痒，但很少有人重视，总认为是得了普通的湿疹，过段时间就好了。可病症越来越严重，不仅出现了很多小水泡，甚至有的在抓挠破裂后有浆液渗出现象，更严重的还会出现乳房皮肤腐烂特征。由此可见，乳头湿疹不是普通的皮肤病，如果不加以重视，就会有转变为乳头湿疹样癌（乳腺癌的一种）的可能。因为乳腺癌的癌细胞早期起源于乳腺导管内，只有到了晚期才会突破管壁进入到乳房组织里。所以临床上，乳腺癌患者在早期是摸不到肿块的。另外，约半数的炎性乳腺癌患者是以乳房皮肤红肿且发热为突出表象，这就使得很多有乳头湿疹症状的患者误以为自己得的是乳腺炎，未曾考虑癌症的可能，最终耽误了最佳的治疗时机。

引起乳头湿疹的病因很复杂，一般认为是与机体过敏素质有很大关系。所谓机体过敏素质，就是有些人对某些物质具有高度敏感性，每当接触到这些过敏物质后，很快就引发湿疹。当然，这些所谓的致敏物质并不全是外在因素，也有体内因素，如慢性消化系统疾病及内分泌功能紊乱，或内在的病灶、寄生虫，某些食物如鱼、虾，还有一些内服药物及失眠、精神紧张、劳累过度等，这些内在的因素都可能引发或加重乳头湿疹。哺乳期妇女容易患乳头湿疹，主要是与婴儿吮吸乳头、乳汁刺激等有关，因为在给婴儿哺乳时，乳房局部会过分潮湿，此时使用肥皂等刺激局部，就极易诱发乳头及其附近皮肤的过敏性反应，由此出现湿疹。另外，患乳头湿疹的妇女一般多为过敏体质，以前有过过敏性疾病病史。上述因素综合在一起，导致了哺乳期妇女最容易患乳头湿疹病症。

根据病情发展的程度不同，乳头湿疹可分为三类，即急性乳头湿疹、亚急性乳头湿疹及慢性乳头湿疹。急性乳头湿疹的特征是在乳房皮肤表面出现很多密集的小丘疹或小水泡，像小米粒般大小，且在皮肤的基底发生潮红、瘙痒现象，如果用手去抓挠，这些瘤疹就很容易破裂，并出现皮肤糜烂，以及浆液渗出现象。亚急性乳头湿疹多是从急性湿疹发展而来的，它的主要特点是在乳头、乳晕及周围皮肤处出现小丘疹、鳞屑和磨烂面，皮肤奇痒且有灼热感，晚上睡觉时这些症状会加重。慢性乳头湿疹一般是由急性和亚急性湿疹反复发作造成的，这时乳头和乳晕部位的皮肤会增厚，颜色加深，表面出现鳞屑，触摸时会感觉很粗糙，甚至乳头还有渗液的现象，并伴随一阵阵的发痒。

乳头湿疹不可轻视，很有可能是乳头湿疹样癌的早期表现。那么该怎样判断是否属于乳头湿疹样癌呢？主要有三个辨别方法：一是普通的乳头湿疹多发生在双侧乳房的乳头和乳晕部位，但乳头湿疹样癌只发生在单侧；二是普通乳头湿疹多在三四十岁的哺乳期妇女身上发生，后者则常见于老年女性；三是一般的乳头湿疹在解除刺激物后，往往能够自愈消失，但乳头湿疹样癌却长久不能治愈。女性朋友在做乳房自检时可根据这三点仔细对照，如果发现异常就应立刻去医院做进一步的检查和鉴别。

如何有效治疗乳头湿疹？目前无论是中医还是西医，都有很多治疗这种病症的方法。下面就从中医的角度介绍下针对急性、亚急性及慢性乳头湿疹所用的药物。

首先，对于急性乳头湿疹以湿、热重者，应该泻火解毒，凉血利湿，方用龙胆泻肝汤加减。中药有黄芩、龙胆草、生地、栀子、

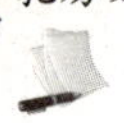

车前子、泽泻、柴胡、当归、茯苓、牛膝等。如果风、湿、热兼有者，宜凉血祛风、清热除湿，方用消风散加减。中药有苍术、苦参、木通、知母、生石膏（先煎）、防风、牛蒡子、蝉衣、当归、生地、薄荷、白藓皮等；对于亚急性乳头湿疹，应该健脾除湿，方用除湿胃苓汤加减。中药有苍术、厚朴、陈皮、猪苓、泽泻、茯苓、白术、滑石、栀子、木通、甘草等；对于慢性乳头湿疹则应该活血祛风、养血润燥，方用四物消风饮加减。中药有生地、当归、防风、蝉衣、赤芍、川芎、薄荷、白藓皮、独活、柴胡等。

除了中药内服调理外，外用青黛散或蜂房膏也很有效果。先把6克的川黄连研细，然后把3个或10克蜂巢研成细末，混在一起，再加入80克凡士林，用小火加热使其融化，搅拌成油膏。接下来，先用2%的温盐水把患处洗干净，涂上这些油膏。不过要注意，不能用太热的水洗烫，越烫会越严重。另外，用绿豆粉和香油来治疗也不错，即取一定量的绿豆粉和香油，先把绿豆粉炒成黄色，然后晾一下，等凉了以后，用香油调拌均匀，敷在患处。这个偏方简单易操作，且效果也很好。

乳头内陷非小病，及时治疗很重要

挺拔的乳房是女人美丽的聚焦点，乳头是乳房的画龙点睛之处。可是有些女性，尤其是过了青春期的女性，在进行乳房自检时，会惊讶地发现乳头部分或整个低于乳晕平面，陷于皮面之下，并呈现火山口状，这就是乳头内陷。应当注意，乳头内陷不能与乳头内翻相混淆，内陷多是因为乳房下方的炎症或肿瘤牵拉所致，是整体的陷入，但其方向仍然朝外。内翻是乳头皮肤向里面卷入，整个或部分乳头的“头朝下”，浅表的部分内翻就是乳头分裂，常是横向分裂，多数是乳头先天发育不良所致。下面我们着重讲一讲乳头内陷。

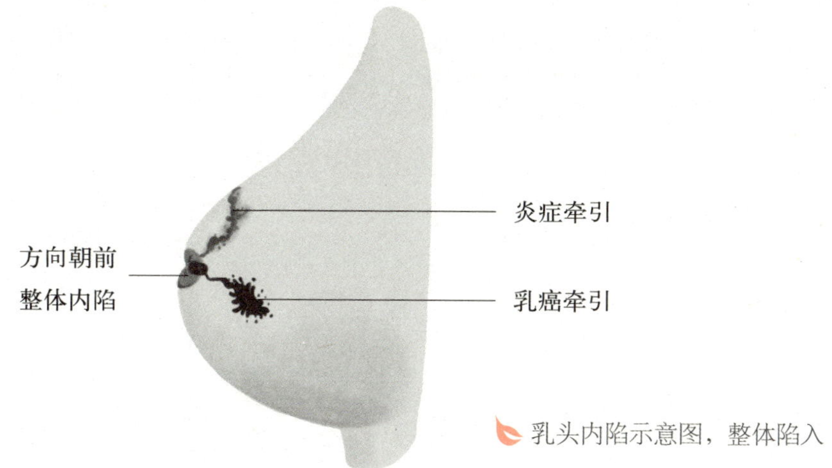

乳头内陷示意图，整体陷入

乳头内陷不仅会不同程度地影响女性的曲线美，还会因为内陷引起分泌物蓄积，导致细菌繁殖乳头感染，从而发生乳腺导管炎，产生疼痛和恶臭。另外，乳头内陷还会给哺乳带来很大麻烦，因为乳头不凸出，婴儿在吃奶的时候就衔不住，无法吸吮乳汁。这样不仅影响婴儿的正常生长发育，也有可能会造成乳汁淤结，使乳房膨胀、发热，从而发生各种类型的乳腺炎症。

为什么会发生乳头内陷？一般来说主要有两大原因，即原发性和继发性。

所谓原发性乳头内陷，是由于乳头内部组织发育不良，使得乳头缺少支持组织撑托所导致的内陷；但继发性乳头内陷相对就复杂一些，通常是因为乳腺肿瘤或炎症以后的纤维增生使得乳头受到乳腺内病理组织的牵拉所引起的。

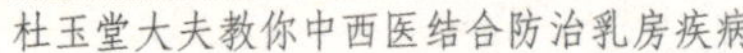

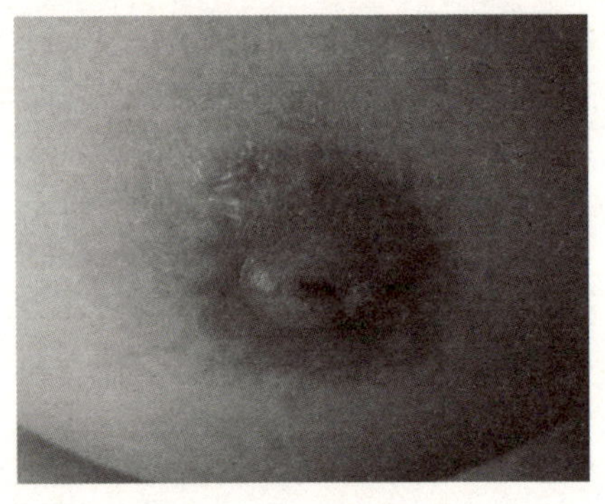

乳晕旁溃疡+乳头内翻

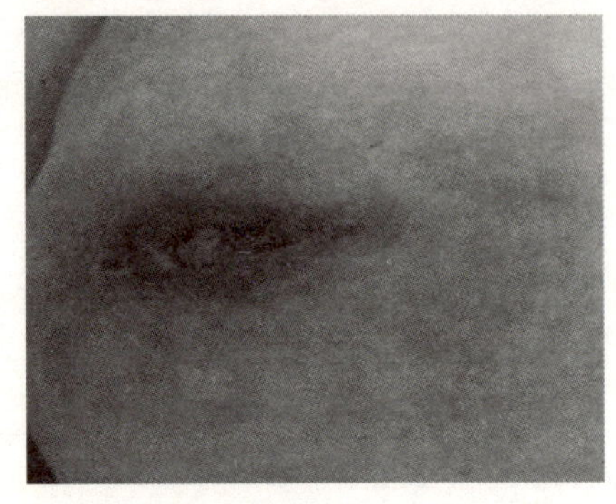

乳头两侧瘘管+内陷

除此之外，青春发育期的束胸也是导致乳头内陷的重要原因。有些少女，由于对乳房发育缺乏正确的认识，对自己日渐隆起的乳房感到很害羞，于是就故意穿紧身内衣把胸部束紧，或过早地佩戴尺码过小的乳罩。这些都会对正处在发育期的乳房造成挤压，使乳房变得扁平，同时受压的乳房因血液循环不畅，营养供应不足，影响乳腺的正常发育，久而久之就会使乳房变小、不对称、乳头内缩。

既然乳头内陷的危害这么大，那么，一旦自检中发现乳房有乳头内陷的症状，该如何治疗？方法有很多，下面就列举几个简单有效的方法：

首先，不要佩戴过大或过小的乳罩。乳罩过大，会造成乳房外扩，体现不出女性的曲线美，而乳罩过小，就像在胸部箍了一道绳子，使呼吸运动受到限制，反而会加重乳头内陷症状。除了要注意胸罩的尺寸外，还可以用剪刀在两侧乳罩中央剪开一个形似乳头大小的小洞，戴上之后把乳头挤向小洞的外面，这样坚持一段时间，内陷的乳头就可以凸出了。

另外，少女时期是纠正乳头内陷的第一个重要时期，因为此时正是乳房发育的关键期，察觉乳头有内陷的症状后，应先注意保持乳头部位的清洁，经常用温水清洗，一天两次，必要时可用一些消毒液做消毒处理。与此同时，每天还要对乳头进行数次按摩，可采用挤压法、牵拉法等，长期坚持做，可使双乳突出、周围皮肤支撑力不断增强，起到一个给乳房“定型”的作用。不过这里要注意，在用手牵拉乳头时，不要过分用力，否则极易使乳头损伤。

对于哺乳期的乳头内陷，最好的纠正方法是吸引疗法。即每天用吸奶器吸引乳头数次，利用其负压促使乳头膨出。如果乳头内陷在分娩期之前都没有进行矫正，可用一个玻璃眼药水瓶，把粗的一端扣在乳头部位，细的那端套上橡皮管并连上注射器，抽出瓶中空气使其成负压，从而将乳头吸出，几分钟后取下，再用手牵拉使其不再回缩。这种方法必要时可重复施行。

当然，产前也是矫正乳头内陷的最佳时期之一。对于轻度乳头内陷者来说，可采取保守的治疗方法，但严重者就必须要到医院就诊并做相关检查，以排除乳腺癌的可能性。

总之，在乳房自检中，一旦发现乳头有内陷的症状，千万不要小视。如果不及时矫正与处理，就很有可能引发乳腺疾病。

乳头皲裂要当心，不要引起乳腺炎

乳头皲裂是哺乳期妇女尤其是初产女性最常见的一种疾病，一般多发生在乳头和乳晕部位。患有这种病症的女性在给婴儿喂奶时经常会觉得乳头疼痛，严重时就像刀割一般。在乳房自检中，患者又常发现乳头有局部渗血的情况，即便愈合也会复发，且极易形成小溃疡。

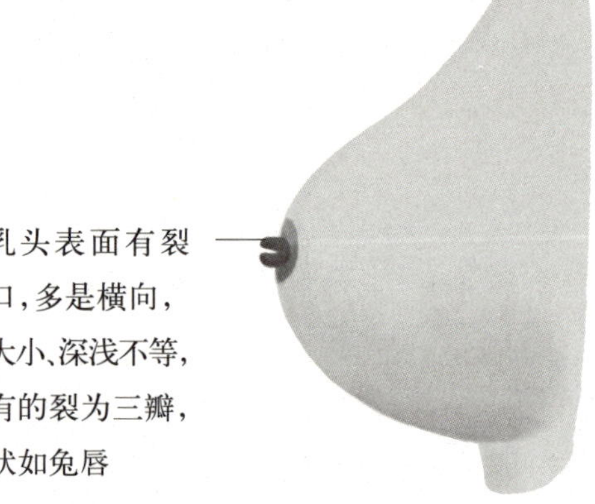

乳头分裂示意图，当中有裂口

当然，乳头皲裂除了给人带来疼痛外，还很容易引发急性乳腺炎。因为乳头发生皲裂后，细菌就会乘虚而入，经由乳头表面侵入乳房，导致乳汁分解，出现化脓，再加上产后初期产妇的抵抗力非常弱，很容易导致急性乳腺炎的发生。

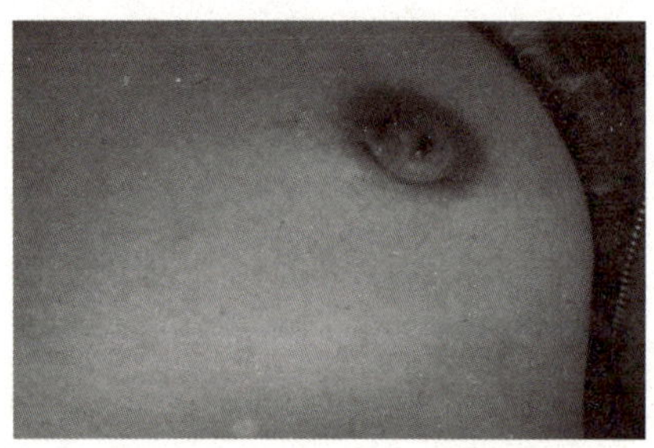

导管内乳头状瘤单孔乳头溢血

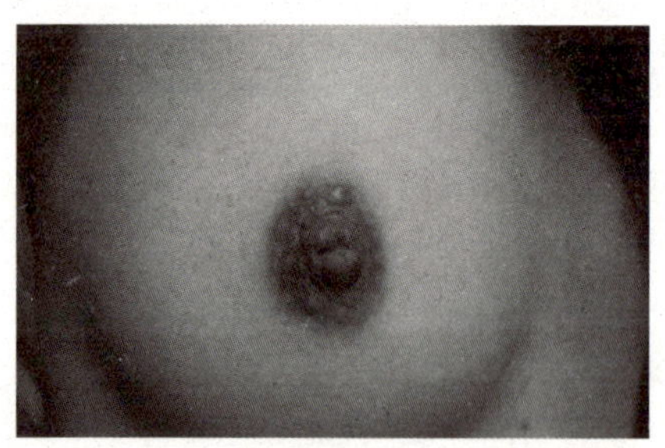

乳头兔唇样三瓣分裂

为什么产后妇女容易患乳头皲裂？初产妇的乳头皮肤较娇嫩，不耐婴儿吸吮且容易被咬破，从而引发乳头皲裂；有些哺乳期妇女的乳头本来就有些扁平甚至内陷，而婴儿由于急着吃奶，一旦吮吸困难，就会加剧对乳头处的摩擦，造成乳头受损；产后的妇女多为营养过剩，乳汁过多分泌外溢，这样一来，乳头皮肤难免被长期浸湿在乳汁中，再加上没有及时清洁，就极易引发乳头糜烂或湿疹。

由此可见，要想预防乳头皲裂，重点是注意给婴儿哺乳的细节，如在喂婴儿吃奶的时候，时间不宜超过一刻钟，也不要让婴儿含着乳头睡觉，乳头若是长期浸泡在婴儿的口腔里，会损伤乳头皮肤，且细菌也会通过破损的皮肤入侵，致使乳房感染；另外，在哺乳时要尽量让婴儿吸吮乳头根部及乳晕，因为乳汁主要是集中在乳晕处，婴儿如果能吸吮大部分乳晕，就会最大限度地吃到奶，如此便减少了对乳头的摩擦，从而对乳头起到一种保护作用；给婴儿喂完奶后，千万不要强行把乳头从婴儿口中拉出，硬拉会损伤乳头皮肤；喂奶结束后，不要急着盖住乳房，应先把乳头擦干，盖上干净的手帕或纱布，然后再用乳罩托起。

除了以上几种预防措施外，女性在怀孕后6～8个月也可采取其他一些预防方法，如每天用热毛巾敷擦，这样能使乳房表面皮肤增殖、变厚，富有弹性，在之后的哺乳期就禁得起婴儿的吸吮了。对于那些乳头本来就扁平或凹陷的孕妇来说，在妊娠期要每天牵拉乳头数次，促使乳头向外突起，避免将来新生儿在吃奶时发生吮吸困难。

乳头皲裂作为一种乳房疾病，能防也能治。一旦发现自己的乳头有皲裂的症状，要加倍注意对乳头的清洁和保护，以防止细菌侵入乳腺引起炎症。对于轻度皲裂者，可以在哺乳后用复方安息香酸酊或鱼肝油铋剂涂抹乳头，等到下次哺乳时用清水洗去即可。如果是严重的乳头皲裂，为了防止病情进一步加重，可用玻璃乳头罩来间接地给婴儿哺乳，或是用吸乳器吸出乳汁，然后再倒入奶瓶中喂孩子。最好不要因为患了乳头皲裂轻易断奶，因为母乳喂养不仅营养价值高，而且有利于新生儿消化吸收，提高其对各种感染的特异免疫力。从这一点来说，预防乳头皲裂是至关重要的。

此外，民间也有很多治疗乳头皲裂的偏方，大多取材简易，使用方便。经过相关专家研究，这些偏方是可以用于医疗，且效果也都不错。如蛋黄油，将鸡蛋煮熟后取出蛋黄，放入勺中用小火熬炼出油，把这种蛋黄油涂抹于患处，一天两次，同时每天减少哺乳的次数。这种治疗乳头皲裂的老偏方在老百姓当中普遍使用，效果也极佳，可谓广为流传；再如，把相同量的五倍子和五味子研成细末，然后加入一些冰片，再用生香油调拌成糊状，外敷在患处，连敷三两天，乳头皲裂就能治愈；还有一种用茄子蒂和香油的做法，效果也很好，即把2个茄子蒂研成细末，拌入香油，外涂患处，一天2次，一般三天就能见效；或用白芨粉和三七粉用水调和一下涂在乳头上，也能起到很好的效果。

乳房下垂有原因，运动帮你来矫正

乳房不仅是女性美的重要构成部分，也是最重要的人体符号之一。一对丰满、富有弹性的乳房，既显示着女性的性感魅力，又代表着生命、青春以及力量。但乳房下垂不仅让许多女性失去了形体上的曲线美，心理上也产生很大压力，而且还给生活和工作带来诸多麻烦。

例如，患有乳房下垂症的女性，在快速走路的时候，双乳摆动的幅度会比正常女性的大，这样走起路来就比较吃力；乳房与胸壁之间长时间皮肤摩擦会造成皮炎、湿疹等，让人烦恼不堪；另外，由于乳房下垂所形成的牵引力致使患者的背部和肩部经常酸痛，甚至出现驼背现象等。由此可见，乳房下垂给女性带来的危害是非常大的。

那么导致乳房下垂的原因都有哪些？一般来说主要有三大方面：减肥、哺乳和自然萎缩。

减肥促使乳房下垂包括两块内容，一是很多女孩子为了减肥做一些比较剧烈的运动。如跳高、跳绳等，在做这些运动时如果不佩戴运动型胸罩进行保护，很有可能造成乳房下垂；二是节食减肥。女性乳房组织结构有一半以上是由脂肪构成的，有的人乳房中的脂肪含量可高达75%。节食减肥无疑会让乳房内的脂肪减少导致乳房皮肤松弛，从而出现下垂现象。

哺乳引起乳房下垂是指女性在怀孕之后，体内的激素分泌相应会产生变化，乳房内的脂肪组织及腺体组织增生，使得乳房明显变大。此时乳房表面的皮肤也会被撑大，这个时候的乳房是女人一生之中最为饱满的时候。但是生完孩子之后，由于激素减少，再加上哺乳，乳房内的脂肪组织和乳腺组织都会快速减少，之前已经被撑大的乳房表皮在内容减少的情况下，自然松垮了下来，失去了以前的紧张饱满。当停止哺乳后，乳房腺体组织的收缩速度要比乳房皮肤快得多，从而导致乳房塌陷。另外，由于在哺乳期喂养婴儿带来的疲劳和辛苦，也会让妈妈们体重减轻，脂肪大量流失，再加上有些女性为了方便哺乳，逐渐养成了不戴胸罩的习惯，更加速了产后乳房下垂的速度。

自然萎缩导致乳房下垂主要是针对老年女性讲的。女性进入老年期以后，身体的各种机能都在衰退，内分泌机能也会随之下降，皮肤的支持组织、腺体和脂肪都有明显的萎缩、退化，因此老年期的乳房，就像个空口袋那样松弛下垂。

除了以上三大主要原因之外，遗传也是造成乳房下垂的关键因素，仔细观察我们身边的母女，就会发现，母女两人很少有乳房大小相差悬殊的。所以说遗传基因对女人的胸部发育起到了至关重要的作用，母亲的身体就是女儿身体的指南针，在没弄清乳房下垂的原因之前，你不妨先观察一下母亲的身体状况。

怎样才能有效避免乳房下垂？关键在于预防，尤其是对于那些有遗传因素的女性来说，更应该从少女时期就给予乳房足够的重视，这其中最为关键的是要及时佩戴胸罩。这一点最容易让人忽略，很多母亲都不太清楚孩子究竟什么时候开始戴胸罩才合适，有的甚至等孩子年龄很大了才教她使用胸罩。事实上，只要乳房发育到乳头到胸壁的弧线距离超过8厘米的时候，就应该佩戴胸罩了，这样才能及早预防乳房下垂。对于哺乳期的女性来说，因为乳汁过多，乳房重量增加并明显增大，在这个关键时期，更要佩戴合适的胸罩来防止乳房下垂。

除了要注意胸罩外，冷水浴对于预防乳房下垂效果最佳。因为冷水浴在短时间内能够对乳房产生一种低温刺激，这种刺激对改善乳房乳腺组织，提高皮肤张力非常有益。当然，冷水浴并不是指随便冲冲澡，在沐浴之前，要先在乳房上涂一层富含维生素E及有滋润性的润肤乳液和化妆油膏，以此对乳房起软化作用，然后再轻轻对乳房上做滑动性的按摩。

此外，游泳也是一项既能减肥又能塑胸的运动。人在游泳时，水对胸廓的压力能同时锻炼呼吸肌和胸肌，胸肌锻炼好了，自然也就可以有效避免乳房下垂。基于这一点，一些跪式的胸部伸展、俯卧撑、仰卧负重拉起、仰卧负重推举等胸部伸展运动对于锻炼女性胸肌和预防乳房下垂都有很好的效果。

对于那些乳房已经出现下垂症状的女性来说，根据乳房下垂的程度采取不同的"补救"措施也是非常必要的。一般来说，乳房下垂可分为轻度下垂、中度下垂和重度下垂三种。以站立位乳头到胸骨切迹即颈部前正中线最凹处的距离为准，国人以18～22厘米为最佳，超过25厘米，或乳头低于乳房下面的皮肤反折线，则为重度下垂。对于轻度下垂者，主要注重正确佩戴合适的胸罩，但如果下垂是因为发育不足造成的，那么就要注重饮食，补充丰富的营养；对于中度和重度下垂来讲，还是要循序渐进地做一些锻炼胸肌的运动，这样才能使乳房富有张力与弹性。当然，如果是因为过度肥大造成的乳房下垂，即所谓的巨乳症，就需要到医院做缩乳手术。

下面介绍三种很不错的乳房下垂矫正运动，只要每天坚持不懈地做下去，肯定能使下垂现象得到很大改善。

第一种：合掌双手用力

双手合掌，并使手掌相互用力合压。合压时，胸部两侧的胸肌拉紧，呈紧绷状态，进行约5秒钟后放松。重复10次左右。

第二种：紧握手腕互相强拉，使胸肌紧张

在眼前互相紧握手腕，且左右手肘要互相牵引。在确定胸肌施力后进行，与第一种方法相同。

第三种：手腕朝内，肩膀打开

背肌伸直，端正姿势。手握拳，手肘内侧朝身体贴近。手腕最好不离开身体，肩膀打开，胸肌与背肌维持2～3秒的紧张状态后放松，且在挺胸的状态下反复进行10次。

从上面的讲述中可以看出，无论是预防还是矫正乳房下垂，体育锻炼都起着主要的作用，因此，女性朋友们以后若是在乳房自检中发觉自己的乳房有下垂现象，在排除其他病理因素后，一定要尽快制定一套行之有效的矫正运动，并且每天抽时间坚持锻炼。这样用不了多久乳房下垂状况就会得到极大改善，重新挺拔起来，恢复以往的曲线魅力。

第二章

呵护乳房，从饮食开始

调节经前乳胀的食疗方法

经前乳胀是月经前发生的乳房胀痛，这种病症一般在月经到来前的3～7天里发作，严重的经前半个月就开始乳胀，直到月经来后的一两天才消失，有的甚至要到月经行经完毕后才消失。胀痛严重时会牵连到腋下，每月一次，反反复复。如果不及时调理，就会越来越重，年龄大了还会因此患上乳腺增生症甚至妇科肿瘤等妇科疾病，严重者可能发展成不孕。所以，对于经前乳房胀痛，一定不能忽视。

那么导致经前乳房胀痛的原因有哪些？从中医学的角度来讲，分为两种，即肝气郁结和肝肾阴虚。

先来看肝气郁结。中医学认为，人的精神状态对疾病的发生和发展有着很大影响，它把精神活动在情态方面的表现分为七种，即喜、怒、忧、思、悲、恐、惊，称为“七情”。一个人的“七情”

出现了毛病，就会伤及内脏，使某些内脏功能紊乱。中医有“怒伤肝”的说法，即生气恼怒，气血就会上行，而肝主疏泄，喜欢条达舒畅，如果气上逆，血不和，必然会伤及肝脏。

现代女性平时遇到不顺心的事，通常总是憋在心里，暗自生气，中医学称之为肝郁。中医学认为，“女子乳头属肝，乳房属胃”，“冲任为气血之海，上行则为乳，下行则为经”。就是说乳房与肝经、胃经及冲、任两经的关系最为密切，肝经走乳头和乳晕，胃经走乳房。一旦发生了肝郁，势必波及肝经，从而引起乳房内的气血不畅，“不通则痛”，乳房内气血循环不流畅，就会发生胀痛现象。

接下来是肝肾阴虚。肝肾阴虚是肝阴虚和肾阴虚的合称。对于女性来说，如果肝肾阴虚，体内的精血就会不足，这种情况在月经来之前会更加严重，体内精血不足，就会使乳房失去濡养，从而发生胀痛，并伴有肢体疲乏、腰膝酸软、两眼干涩、口干舌燥等症状。

如何用食疗的方式来调节经前乳胀？首先要确定乳房是在月经前发生胀痛，此外还要弄清是属于肝郁型还是肝肾阴虚型。对于由肝郁造成的经前乳胀，可以用香附牛肉汤和青皮麦芽饮来进行调理：准备好约15克的香附和100克的牛肉，将香附进行切洗，把牛肉切成小块，一起放入砂锅中，再加适量的水，用小火熬1小时，最后加入盐、油等调料。青皮麦芽饮是把10克的青皮和30克的麦芽倒入锅中，加入适量的水，先用大火烧开，再改用小火慢煮15分钟左右，停火后滤去药渣即可。

对于肝肾阴虚型的经前乳胀，食疗方法也有很多，如玄参炖猪肝，先把15克的玄参和200克的猪肝洗干净，然后放入砂锅中，慢慢煎熬，之后把熬成的汁取出来放到一边待用。再将猪肝放入盛有药液的砂锅中，小火炖烂，加入食盐少许，炖好后再加点香油即可食用；再如甲鱼补肾汤，调理效果也很不错，即准备甲鱼（约1000克）一只，枸杞子10克，淮山药30克，熟地15克，女贞子15克，味精、精盐各适量。先将甲鱼养两天，然后剁去头，割除内脏，刮洗干净，再将枸杞子、淮山药、熟地、女贞子洗净，用纱布袋装好，扎紧备用。将药袋放入砂锅，加水适量。先用大火烧开，后以小火慢炖，至甲鱼熟烂时，拣去药袋，加入味精、食盐，调味即成。

以上是调理经前乳胀的食疗方案。当然，按照中医的那句老话“药补不如食补，食补不如神补”，对于患有经前乳胀尤其是肝郁型经前乳胀的女性朋友来说，调神至关重要。日常生活中女性朋友们应保持乐观开朗的心态，不生气，不着急上火，遇到麻烦事要心平气和地去处理，这样才能从根本上预防肝郁气滞的发生，从而有效避免经前乳胀。除了食疗和调神预防经前乳胀之外，大家平时在饮食上也要注意，不要吃辛辣刺激的食物，戒烟酒，注意营养均衡。这样多管齐下，多方面着手掐断经前乳胀的源头，乳房会更加健康。

谷类和豆类是预防乳腺癌的两大法宝

俗话说“病从口入”，这是劝人们在饮食上要多加注意，否则就极有可能引发某些疾病。对于预防乳腺癌来说也是如此。在我们的日常饮食中，有些食物很容易诱发乳腺癌，但也有些食物对于预防乳腺癌很有好处。下面介绍两种最常见且又对预防乳腺癌非常有效的食物，即谷类和豆类食品。

谷类食物里面含有丰富的维生素、锌及其他微量元素，对于平衡女性人体内的胰岛素水平及调节雌激素分泌有很好的作用，胰岛素和雌激素都与乳腺癌的发病有关，所以经常吃谷类食物，会对乳房起到很好的保健作用，大大降低女性患乳腺癌的风险。

另外，谷类食物中的典型代表——小麦，营养价值很高。中医学认为它性凉、味甘，具有养心除烦、健脾益肾、祛热止渴的作用。现代医学研究也表明，小麦富含维生素、粗纤维、硫氨酸、矿物质等营养成分，可降低血液中雌激素的含量，从而达到防治乳腺癌的目的。除此之外，小麦中的麦胚芽可增强人体细胞活力，改善脑细胞功能，增强记忆力，对抗衰老及预防心血管疾病有很好的作用。当然，除了小麦，谷类食物中的玉米、燕麦、大麦等，也都有预防乳腺癌的功效。

再来看豆类食物。长期以来，大豆作为一种传统食材，在我国膳食结构中占有相当重要的地位，如豆浆、豆腐脑、豆干等都是日常生活中常见的美味。但是近年来却流传着一种说法：女性经常喝豆浆会导致乳腺癌，理由是豆制品中含有大量的异黄酮为主的植物雌激素，未能被人体吸收的植物雌激素会在体内积聚，从而造成体内雌激素偏高，提高乳腺癌发病的几率。受此观点的影响，很多女性都不敢再喝豆浆，有的甚至彻底与豆类食物断绝关系。但事实上，这种说法是没有科学根据的，经常喝豆浆不仅不会引发乳腺癌，反而会大大降低乳腺癌的发病率。因为植物雌激素是一种天然存在于植物中的非甾体类化合物，在我们平时所吃的食物中分布非常广泛，如大豆中的异黄酮素、扁豆和谷物中的木酚素、黄豆芽中的香豆素，等等，这些都属于植物雌激素。但是植物雌激素在人体内水平过高并不代表着就有可能引起乳腺癌。因为它和平时我们所说的雌激素是不一样的，虽然两者有相似的分子结构，也都可以和雌激素受体结合，并发挥与雌激素类似的作用，但这个作用要比人体内的雌激素小得多。当人体内雌激素不足的时候，植物雌激素与其受体可以起到补充雌激素的作用；当人体内雌激素水平过高时，它的结合又能起到抑制作用，相当于降低了雌激素的水平。从这一点来讲，植物雌激素对女性体内的雌激素水平起到的是一种双向调节的作用，因此在医学上，植物雌激素又被称作女性雌激素水平的调节器。

由此可见，豆浆中所含的植物雌激素并不会导致乳腺癌，它不会在人体里囤积，反而经过调解补充了人体营养所需，从而有效预防乳腺癌的发生。基于这一点，1993年，美国食品与药品管理局（FDA）正式批准将大豆异黄酮作为膳食补充剂来使用。

此外，更年期女性多吃豆类食物尤其是豆制品是非常有益处的。女性在进入更年期以后，体内的雌激素水平会明显下降，这样不仅会降低身体对钙的吸收和利用率，使骨质密度下降速度加快，导致骨质疏松，还会引发身体其他一系列的不适症状，比如烦躁易怒、心悸失眠等，临床上称之为“妇女更年期综合征”。在这种情况下，更年期女性就特别需要有助于稳定体内雌激素水平的食物，大豆恰好是很不错的选择，它里面所含的异黄酮可有效弥补由于绝经而减少的雌激素，减轻或避免引起更年期综合征。

当然，豆类食物虽然好，也不能多吃。在日常饮食中，女性朋友要注意，每天食用豆类食品最好不要超过40克，对于那些患有痛风的病人来说，这个量更要适当减少一些，吃20克即可，并且在喝豆浆的时候要相应减少肉类的摄入。这样有利于避免食物蛋白质的过剩，减轻肾脏的负担。

总之，经常吃谷类和豆类食物，对乳房保健有很多好处，尤其是在预防乳腺癌方面，这两类食物都是很不错的选择。因此在日常饮食中，要有意识地多吃一些谷类和豆类食物，从饮食方面来保证乳房更健康。

常吃七种水果，你的胸部会更加健康

女性朋友们都希望自己的胸部健康丰满，但现实生活中很多女性由于工作繁忙，很难坚持不懈地做胸部保健工作，那么如何通过饮食来提升乳房健康便成了最受关注的话题。下面介绍七种对保健胸部最有效的水果，多食能为乳房健康打下基础。

香蕉 一直以来被看作是减肥的好帮手，中医学认为它性寒、味甘，现代医学研究认为香蕉不仅富含丰富的淀粉质，而且还含有胆固醇，含盐量少，可有效阻止体内脂肪的增加。但很少有人知道，香蕉除了具有减肥功效外，还可促进乳房的发育成长，且对预防某些乳腺疾病有很大的帮助。因为香蕉中还含有蛋白质、维生素等营养物质，以及钙、铁等无机盐成分，它们也正是乳房发育所需要的营养。不仅如此，常吃香蕉还可促进大脑分泌内啡血清素，这种物质对抑郁和情绪不安有很好的治疗作用。香蕉的此种功效对于治疗前面我们所讲的肝郁型经前乳胀无疑是非常有利的，它可以化解女性心中的不快情绪，疏通经络，让乳房血液循环流畅，从而避免胀痛的发生。

菠萝 对保健胸部也有好处。中医认为，它性平、味甘，具有健脾消食、补脾止泻的功效。现代医学研究发现，菠萝中含有氨基酸、有机盐、维生素及钙、铁、钾等人体所需要的营养物质，这些物质不仅可促进女性乳房发育，保持乳房健康，还能淡化面部色斑，使皮肤润泽光滑，对去除角质、促进皮肤新陈代谢也有很好的功效。

鳄梨 一种营养价值很高的水果。它里面含有多种维生素、丰富的蛋白质及钾、钠、镁、钙等营养元素。其中所含的不饱和脂肪酸，对增强乳房弹性有很好的作用，含有的维生素A能促进女性激素的分泌，维生素C可防止胸部变形，维生素E则有助于胸部发育。

酪梨 含有丰富的不饱和脂肪酸和维生素A、维生素C及维生素E，这些营养素对乳房健美都有很好的效果。另外，由酪梨做成的酪梨芒果烤鱼也是一款很不错的健胸食品，它里面所用的深海鳕鱼含有大量的锌，可促进女性雌激素分泌，从而促进胸部发育。这款美食的具体做法如下：将鳕鱼片浸入牛奶中，放盐、胡椒调味后取出，再将胡椒粉、面包粉等放在碗里拌匀，在鳕鱼表面铺匀，接着放上融化奶油，置烤箱中烘烤10分钟取出，然后用榨汁机将酪梨、芒果等打成泥，放入调料搅拌均匀后放在烤好的鱼排上即可。

木瓜 促进乳房细胞发育的水果，被称为“百益果王”。别看外形不美观，但食用和药用价值都非常高。木瓜性温、味酸，具有平肝舒筋、和胃化湿、活血通气的作用。它能快速疏通乳腺，促进乳房内气血的运行，从而使乳房细胞更加活跃，增强对脂肪的吸收和积累能力。此外，现代医学研究也证实，木瓜中含有的木瓜酶能促进女性激素的分泌，对乳腺的疏通、生长和发育有很好的作用，同时它还能把食物中的蛋白质分解成氨基酸，把脂肪分解成脂肪酸，使食物的营养被乳房充分吸收。因此，女性朋友经常吃木瓜可促进乳房的发育成长，达到健胸美乳的功效。

樱桃 含有丰富的维生素A、B族维生素、维生素C、胡萝卜素及钙、铁、磷等营养素，有助于胸部生长发育，促进乳房健康，而且还能有效防治缺铁性贫血。

石榴 对于预防乳腺癌也有很大好处，因为现代医学研究证实，石榴中富含的鞣花酸能够有效抑制芳香酶的活性，能够对70%的乳腺癌起到预防和抑制作用。

由此可见，以上七种水果，不仅有利于维护乳房健康，促进乳房发育，还对人体有很多其他益处。所以女性朋友们在日常饮食中不妨多吃这些水果，既能保健乳房，同时又能让身体更健康，一举两得。

饮食健胸，哪些能吃，哪些不能吃

不良的饮食习惯是导致女性乳腺病发病率上升的重要因素之一。在我们平时所吃的食物中，也存在不少危害乳房健康的食品。但是很多女性都不懂这一点，弄不清到底吃什么东西好，吃什么东西不好，盲目进食，这样只会给乳房健康带来危害。下面列出一些生活中常见的对乳房健康有利和不利的食品，供大家参考，以便大家通过饮食来提高乳房健康指数。

先来看生活中对乳房健康及发育有利的食物。

首先是坚果、种子类食物。这类食物有很多，像黄豆、花生、杏仁、核桃等，都属于坚果类。它们含有丰富的蛋白质和卵磷脂，且所含的抗氧化剂可起到良好的抗癌作用，经常吃这些东西，还可以增加人体对维生素E的摄入，能有效增强乳房弹性。比如花生，中医学认为它性平、味甘，具有理气通乳、止血生乳、健脾和胃、利肾去水等功效。现代医学研究发现，花生里所富含的维生素E和脂肪，不仅可以促进卵巢的发育和完善，增加成熟的卵细胞，而且还能刺激雌激素分泌，使乳腺增长，让乳房组织变得更富有韧性。再如芝麻，它里面所含有的维生素E，能有效促进乳房的发育和完善。所以芝麻和花生一起食用，对乳房健康会更好。

其次是菌类食物。如银耳、黑木耳、香菇、猴头菇等，它们被称作天然的生物反应调节剂，不仅可增强人体免疫力，还可起到防癌的作用。因此，女性朋友如果经常食用菌类食物，不仅可使胸部更健康，而且还能有效预防乳腺癌的发生。

第三是海生植物。最具代表性的是海带，它属于一种大型的食用藻类，从中医学的角度讲，海带性寒、味苦，具有消炎利水、止咳平喘、降压抗癌的作用。此外，现代医学研究发现，海带还带有缓解乳腺增生的功效，因为它里面含有大量的碘，可促使卵巢滤泡黄体化，使内分泌失调得到很好的调整，内分泌失调被调整后，女性患乳腺增生的风险就大大降低了。所以平时多吃海带，不仅美容瘦身，有效预防乳腺癌，还能辅助治疗乳腺增生。

还有某些鱼类，如黄鱼、甲鱼、泥鳅、带鱼、章鱼等，这些鱼类富含人体必需的微量元素，对乳腺有独特的保护作用。如沙丁鱼，它里面含有不饱和脂肪酸，这种物质可有效抑制女性患乳腺癌的风险。事实上，有些癌细胞会受到鱼油中欧米伽利脂肪酸的抑制，而深海鱼中就富含这类脂肪酸，其对乳腺癌细胞和淋巴癌细胞有较好的抑制效果。

另外，牛奶和乳制品里面富含丰富的钙质，有益于乳腺保健。如酸奶中含有的大量的活性乳酸菌除了能调节人体内的菌群平衡，促进肠胃蠕动，防止便秘外，还能促进胸部的成长发育，避免其出现因过度减肥所导致的营养不良现象。此外，酸奶中含有大量的乳酸菌，在人的肠道中，乳酸菌又可以抑制大肠埃希菌等有害细菌的生长，吞噬致癌物质，抑制其发挥作用。所以酸奶不仅能够抗菌，还具有抑制乳腺肿瘤的作用。但是大家要注意，喝酸奶不能过量，每天喝两杯即可，且要在饭后喝，这样其营养成分才能被人体充分吸收。

最后是蔬菜。蔬菜与主食合理搭配，不仅有利于身体健康，而且还能对维护乳房健康有很大帮助。如菜花，就被称作是“抗癌保健蔬菜”，中医学认为它性平、味甘。现代医学实验表明，菜花里面不仅含有多种矿物质，如钾、铁、钙等，还含有能抑制癌细胞生长的化学成分，所以乳腺癌患者经常食用菜花，可达到抑制癌细胞扩散的效果。另外，女性经常吃菜花还能美容养颜。菜花中丰富的维生素C，能够有效抑制黑色素的生成，防止黑斑、雀斑的产生，还能帮助人体细胞产生胶原蛋白，使肌肤变得更加滋润有弹性。

接下来是对乳房健康不利的食物。

首先是烧烤和油炸食品。经常吃烧烤尤其是烤羊肉串、烤鸡串等肉类烧烤的女性，患乳腺癌的概率要比不常食用烧烤的女性高很多。因为肉类经过高温烧烤、油炸或火炭烧烤后会产生一种叫异常胺的致癌成分，此种致癌成分在与人体肌肉组织的肌酸和蛋白质中的氨基酸发生作用时，会促进癌细胞的形成，容易引发乳腺癌。油炸食品对女性的危害性也很大，这类食品中的焦脆部分含有苯并芘，它有极强的致癌性，会增加患乳腺癌、卵巢癌及子宫癌的风险。另外，含有糖类的低蛋白食品在经过油炸或烧烤等高温处理后，会产生丙烯酰胺，这种毒性物质会损害女性的生殖系统，并引发乳腺癌。

其次是肉类。女性过多食用肉类，摄入热量的同时也会摄入很多的胆固醇，胆固醇会刺激人体分泌更多的荷尔蒙，绝大多数的乳房肿块都是与荷尔蒙分泌相关的。所以仔细观察周围那些经常吃低脂饮食的女性朋友，你会发现她们乳房出现问题的几率相对较小。另外，在肉类食品中，鸡肉和牛肉不能过量食用，因为目前市场上出售的此类食品多数是通过注射雌激素催长而成的，体内含有大量的能使乳房发生病变的雌激素，从而增加女性患乳腺癌的风险，因此女性在平常的饮食中应少食这种催长成的肉类，以更好降低乳腺癌的发生机率。牛肉含有的动物脂肪能够促进雌激素的分泌，也会增加女性患乳腺癌的概率。此外，牛肉中含有一种铁化合物，也是引发乳腺癌的一个重要因素。所以对于女性来说，每天摄入的牛肉要适量，以免伤害乳房健康。

最后是咖啡、可乐等刺激性饮料。临床验证，女性朋友如果在平时的饮食中过多饮用咖啡、可乐等具有刺激性的饮料，就很容易增加乳房组织的水分，从而加重乳房的肿胀感，并由此引发其他不适症状，危害乳房健康。

从上面列举的这些食物中，不难看出，合理的饮食习惯对于保障乳房健康是非常重要的，吃哪些食物对乳房有利，哪些不利，这些大家都要搞清楚，否则错误的饮食习惯很可能会导致乳腺疾病的发生。

第三章

按摩，给乳房加道健康保险

胸部按摩要谨慎，结合中医效果好

大家对按摩保健都不陌生，那么通过按摩方式来保健乳房究竟有哪些益处呢？胸部是女性的敏感部位之一，乳房周围分布着很多穴位，经常按摩这些穴位不仅会使乳房充血增大，同时也会刺激身体分泌激素，增强脑下垂体和卵巢分泌激素，促进局部血液循环，让乳房组织发育得更好。所以对于处于青春期发育的女孩子来说，经常按摩胸部可以有效促进乳房的发育；对于孕期女性来说，经常按摩乳房不仅可软化乳房，使乳管畅通，增加乳汁分泌的通畅度，还可以有效清除乳管中因新陈代谢所产生的污垢以及胸罩里的棉絮组织，同时还能刺激乳头和乳晕，使乳头的皮肤变得更强韧，为将来宝宝顺利吸吮乳汁打下基础。另外，孕期乳房按摩还可以有效防止乳房下垂，帮助准妈妈们建立母乳喂养的信心。

既然按摩胸部对乳房保健有如此大的好处，那么到底该怎样做？是不是用手摸一摸、揉一揉就行了？不是。胸部按摩不是简单地按揉，和身体其他部位的按摩也不太一样。下面就给大家讲一下按摩胸部需要注意的事项。

按摩前要注意双手的清洁卫生

因为在整个胸部按摩过程中，主要是双手在起作用，如果双手不太干净，或是留着长长的指甲，势必会让细菌通过手指入侵胸部。另外，按摩前要把指环等妨碍正常操作的饰物摘掉，以免这些东西划伤胸部皮肤。

选择比较舒适的姿势进行按摩

按摩本来就是一种放松身心的保健方式，如果你在按摩时心情紧张，效果肯定不会太好；按摩时还应选用合适的按摩力度，尤其是按摩两侧乳房时，切不可施力过大；至于按摩的时间，可以自行选择，但每次至少需要按摩十分钟，且最好在沐浴后或睡觉前进行。

不宜饭后立即按摩

按摩应在饭后两小时之后进行，以免过早进行影响身体消化及按摩效果。按摩时，切记要做好保暖工作，室内的温度应保持在20℃以上，可用毛巾将裸露不需要按摩的部位盖住，避免着凉。对于穴位的按摩，如果你拿捏不准，应向专业人士学习，切不可乱按穴位，以免对身体其他部位造成伤害。

除了以上需要注意的三点外，在按摩胸部时，还要尽量结合穴位按摩，通过刺激人体相关穴位，可达到防病治病的目的。举个例子，关元穴位按摩。关元穴位于腹部，脐下3厘米处，是属于任脉上的穴位。经常按摩这个穴位，不仅能使腹部肌肉更具弹性，还能促进乳腺发育，防止女性生殖系统的病症。可以说，按摩关元穴位是促使胸部成长发育，维护乳房健康的一个重要的中医按摩方式。

总之，从中医的角度来进行按摩保健，最重要的是找准穴位，并运用正确的手法，胸部按摩也是如此。如果不了解相关穴位的分布情况而盲目按摩，不仅达不到健胸的目的，甚至会适得其反。所以在此劝告女性朋友们，在进行乳房按摩保健之前，不妨多学习一下人体穴位尤其是胸部的穴位分布及每个穴位的治疗效果，这样才能使胸部按摩更有效，从而更好地呵护乳房健康。

特别需要注意一点的是，对于哺乳期的女性来说，按摩时应尽量避免接触乳头，以保持哺乳的清洁。另外哺乳期按摩可采用如下方法，效果会更好：先用热毛巾对乳房进行热敷，然后涂上无刺激性的乳液，四指并拢，拇指分开，指掌触及皮肤，先由颈肩向腋下按摩，再由两乳房中间向下推，以乳房为中心，再向外向上画圈推开。每天可做多次，每次应坚持10分钟，如果觉得自己按摩不太方便，可以请家人帮忙。

对乳房健康有益的六大中医按摩法

按摩对保护乳房健康起着很重要的作用，可是按摩有着多种手法，到底哪一种最合适？下面就为大家讲解最常见的六大中医按摩乳房法，女性朋友们可以对照自身，选择最适合自己的方法。

点压式按摩乳房法

所谓点压按摩法，就是将两只手的力量各集中到一点，之后对胸部进行按摩。可选择拇指、食指或中指点压按摩，也可选择大小鱼际（大拇指根部的肌肉明显突起处，外侧称为大鱼际，内侧称为小鱼际）担当此工作。

现在以食指为例来详细讲解这种按摩手法的步骤：首先，将食指放于后脑勺下面的颈根部进行旋转式按摩，30秒后，将食指移到肩部再做旋转式按摩，也是30秒。之后，在乳房周围进行这种指法按摩，坚持30秒后开始进行穴位的按摩，主要是针对乳房周围的几大穴位进行操作，气户穴、库房穴、膻中穴等都需要进行点按30秒。

需要注意的是，点压按摩时，一般都是先旋转着按揉所需按摩的部位，之后再进行稍有力度的点按，在穴位处可稍加力度和延长点压时间。另外，点压法大多在乳房周围进行，这是由于乳房比较脆弱，当双手力量集中到一点时，力度往往不好掌握，可能会因为用力过猛伤害乳房，所以做的时候一定要掌握好力度，不能过于用力。

摩擦按摩乳房法

将四指并拢，拇指与之分开。然后将四指放在颈部上方，由下巴摩擦到锁骨，做摩擦动作3次。再由锁骨到双肩做线形按摩，

3次完成后，进行肩部到腋下的摩擦，来回也是3次。之后，双手滑至胸部下方，顺着乳沟，做向上向外的摩擦，同样需要完成3次。最后，将四指指腹放在乳头上，做乳头向四周的摩擦，直至腋下的淋巴结处，完成3次后，可适当调整呼吸，让胸部运动一下。

可见，这种按摩乳房的方法主要就是摩擦，且从下巴一直到乳头，全方位的摩擦。当然，在运用这种方法按摩的时候，不必太过于拘泥形式，可依照个人的喜好进行，力度应慢慢调整，以自身感觉舒服为宜。不过要注意，不管怎么摩擦，都应按照一定顺序，以免影响摩擦效果。另外，也可先采用比较轻的力度进行，之后稍稍加重手法，这样一轻一重地交替摩擦，效果也很不错。

揉捏按摩乳房法

这个方法是“揉”和“捏”的结合，即先是用揉，给胸部做一个热身运动，之后再用捏的手法达到胸部的深层，促进胸部的血液循环。

四指并拢，拇指分开，将四指放于颈部，开始由下往上揉搓颈部。循环揉搓30秒后，由颈部向两肩做直线推揉。30秒后，由肩部移到腋下，做从腋下到腰部的一线式推揉。30秒后，由腹部向上推揉至胸部下方，做这一部位的大面积按摩，1分钟之后，将拇指放于乳腺上方，四指放于乳腺下方，由外向内推揉，之后返回，由内向外推移，一来一回，坚持30秒，切记不要用力过猛。之后，就要做以捏为主的按摩了。可从肩部、颈部往下，也可从腹部往上，主要是集中四指与拇指的力量，进行十指的揉捏、提捏、抓捏等动作。此时，可稍微用力，将力度渗透到肌肉深层，以达到更好的按摩效果，捏的动作持续时间可以长一点，约5分钟。

抖动按摩乳房法

所谓抖动按摩，就是利用乳房的抖动，对乳房进行按摩的方法。这种按摩可选择的方法有很多，例如，身体站立，两脚分开，与肩同宽，手臂自然下垂，将身体的注意力集中到肩部，上下抖动双肩，从而牵动胸部的抖动。这种抖动的方法不仅可对胸部进行按摩，同时也会带动腹部运动，可谓一举两得。当然，抖动的时间可根据个人意愿来定。坐着的时候也可采用这种方法来锻炼双乳，方法与站立姿势所用的一样。

上述两种方法都是由肩部抖动带动乳房抖动，除此之外，还有一种比较直接的乳房抖动方法，效果也很不错：四指并拢，拇指分开，放在乳房上，利用手指与掌心的力量一上一下地抖动乳房，至少持续2分钟。

乳房按摩法

即推挤胸部按摩。首先，双手四指并拢，与拇指分开，虎口张开至最大，放在两个乳房外侧，由外向内轻轻推挤乳房，可一左一右进行，也可同时进行，每侧各做25次即可。然后把右手放下，左手按照刚才的方式放在左边乳房上缓慢向中间位置推挤，推到中间位置后，右手虎口张开，放在左侧乳房下方，将左乳缓慢向上推，直至锁骨处，即利用两手的力量从外向内、由下至上交错推挤左乳。左侧做25次之后，换右侧乳房重复这个按摩动作，也是25次。之后双手放下，五指微微分开，手指弯曲，整个手掌成罩子状。腰部稍微弯曲，双手罩住双乳，乳头正对掌心中央部位，十指放在乳房边缘部位，由底部至乳头做乳房的提拉动作。

注意，每侧乳房要各做25次，之后双手放松，对乳房周围做一些轻轻的敲打挤按动作，令胸部弯曲放松即可。如果平时经常练习这种按摩方法，不仅可以预防胸部外扩，而且还能使胸部更加紧致挺拔，富有弹性，胸部线条也会更加完美。

叩击按摩法

这种按摩方法以坐姿或仰卧姿势为佳。以坐姿为例，身体坐正于椅子上，后背可倚靠椅背，但必须保持挺直，可适当挺胸收腹。两手放于胸前，十指弯曲，利用食指或中指的关节对胸部进行叩击，其他四指可并拢握拳，也可大幅度弯曲，只要不影响按摩即可。叩击的力度应由轻到重，之后再返回，由重到轻。切记不可太重，以免对乳房造成伤害，以不感觉到疼痛为宜。

之后，从腋下开始，先做大范围的按摩，然后两手同时叩击，依腋下直线向下至胸部与腹部的中间点，然后缓慢向前胸移动，按摩腰部以上乳房以下部位。按摩完以后，回到锁骨位置，进行乳房以上锁骨以下部位按摩。最后将两手放于乳房底部的某一点，进行乳房的按摩，最好是采取旋转式按摩，边叩击边转圈，直至最高点。切记不可叩击乳头，并直到胸部感觉微热为宜。

以上六种乳房按摩方式都是平时很常见的，并且步骤也都不复杂，只要你认真领会，很快就学会了。掌握了适合自己的乳房按摩法，并持之以恒地坚持下去，相信你的乳房会更加挺拔美丽，也更具有健康活力。

经常揉按膻中穴，会让你的乳房远离疾病

中医认为，在人体前面正中有一条循行的经脉，叫任脉。这条经脉对于女性来说至关重要，是调节女性全身阴经气血的最高“统帅”，且任脉还与女性的一些特殊的生理活动密切相关，所以又有人称它为“阴脉之海”。当任脉不通畅的时候，女性可表现为月经不调、经闭不孕、白带异常、胸腹胀满疼痛等症状。如果任脉虚衰，则会表现为胎动不安甚至流产，月经后延或闭经，或月经淋漓不尽等。因此正确调理任脉，是女性日常保健中必不可少的一步。

膻中穴归属任脉，和乳房靠得最近，是预防和治疗乳腺系统相关疾患必用的穴位，所以被称作“妇科要穴”。膻中穴位于胸部当前正中线上，两侧乳头连线的中点，与第四肋骨间隙平行（如图），主要跟治疗心肺和乳腺系统方面的疾病相挂钩。

为什么膻中穴能治疗心肺方面的疾病？因为膻中穴所处的位置在肺之间，胸之内，心之外，胃之上，属于一个交通要道。人的气都汇聚到这个部位，一旦堵塞了就会觉得不舒服。像那些容易患

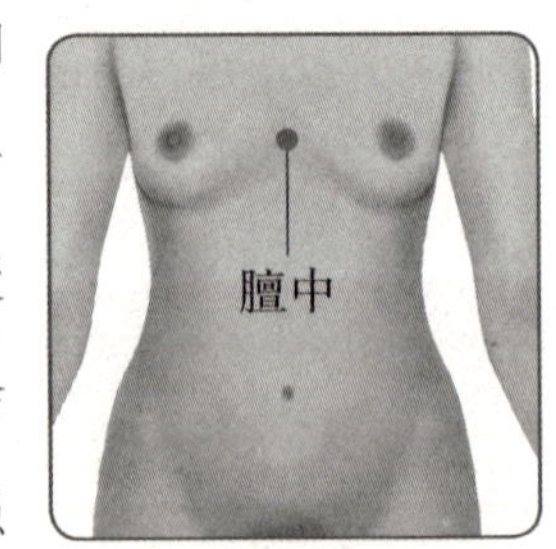

鼻炎的人，或已患上鼻炎的人，一般都是由于气虚引起的，而气虚一般指肺气虚。两肺之间的气都会触及膻中穴，所以，如果你经常对这个穴位进行刺激的话，就可以补益肺气，从而治疗某些心脏上的疾病，如胸闷气短、冠心病、心脏供血不足等。除此之外，当你在生活中烦躁生闷气的时候，按一按膻中穴可使气机通畅，减轻烦恼。体内气机通畅就意味着乳房血液循环通畅，从而也保证了乳房的健康。从这一点来讲，膻中穴能够防治乳腺方面的疾病是有一定道理的。

另外，临床上用体表红外辐射光谱扫描的方法对女性胸部进行扫描时，发现在乳腺增生病患者中，膻中穴较其他地方红外辐射强度降低，这就证实在乳腺增生疾病中，膻中穴是一个很特殊的病症反映点。因此，对于患有乳腺增生症的朋友，平时不妨多揉按膻中穴，可缓解乳房内气血淤滞，减少增生症状。

中医对揉按膻中穴是有着规范步骤的，下面我就为大家介绍四种常见的揉按膻中穴的方法。

第一种是指揉膻中穴法。采取仰卧的姿势，用左手或右手大拇指或中指的螺纹面着力，定位在膻中穴上，其余四指轻轻接触皮肤或握空拳，腕关节轻轻摆动或小幅度旋转，使着力的拇指或中指带动膻中穴部位的皮下组织做反复且有节律的回旋揉动。

第二种是四指按摩膻中穴法。采取仰卧位，然后用左手或右手的食指、中指、无名指和小指这四指并拢的指面着力，附于膻中穴上，再以腕关节稍微悬屈，做主动的环转运动，连同前臂和着力部分做顺时针或逆时针方向的环形且有节律的抚摩运动。操作时要求手腕灵活，轻而不浮。

第三种是侧掌震膻中穴法。取仰卧位，用右手小鱼际部位着力，紧紧按压在膻中穴处，然后以手腕做高频率的敲打式摆动，带动小鱼际做快速且有节律的震颤动作，约1～2分钟。操作时要求小鱼际着力部分要紧压膻中穴，不能产生滑动，以免影响疗效。

第四种是拇指刮膻中穴法。依旧采取仰卧位，用双手拇指的螺纹面桡侧着力，对称地放在胸骨两侧，紧贴皮肤，然后自内上向外下沿肋间隙呈斜形做单方向快速推刮，边推刮边蘸汤水或植物油，也可事先涂上适量按摩乳、凡士林等，以皮下出现一道道紫红色的淤斑为止。注意，操作时着力要轻重适宜，动作一致且有节律，频率比推法要稍微快一点。如果自己做起来不方便，可请家人帮忙。

以上四种揉按膻中穴的方法简单易操作，只要大家认真领悟，很快就能学会。当然，膻中穴虽能消除烦躁，但从根本上来讲，为了防止某些乳腺疾病的发生，女性朋友们在日常生活中还是要学会控制自己的情绪，保持乐观豁达的心境，少生气，多微笑，这样才能尽可能减少乳腺疾病的发病几率。

震关元是治疗女性内分泌失调的好方法

按摩关元穴对乳房具有很好的保健作用，这一点在上面的章节中已经提到过一些，这里之所以再次强调，是因为这个穴位对女性来说实在是非常的重要。

仅从“关元穴”的字面意思看，就可知它的重要性非同一般。“关”，即闭藏的意思，兼有交通枢纽之意，就像古代的关隘一样；“元”，是对“元阴元阳”的简称，就好比是古代关隘所保护的对象；“穴”的表面意思是窟窿，比喻为处所、枢纽。关元穴主管胞宫精室，是元阴元阳之气闭藏的门户。

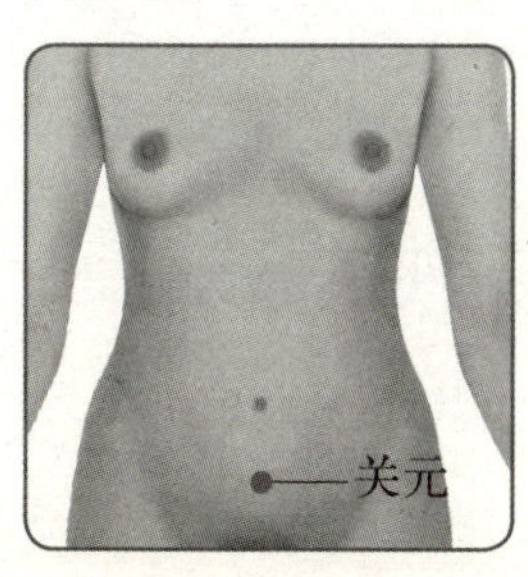

那么关元穴在哪儿？在下腹部、前正中线上，位于脐下三寸处。

从中医上讲，这个穴位“为男子藏精，女子蓄血之处”，具有补肾壮阳、理气和血等作用。平时经常按摩这个穴位，具有培元固本，补益下焦之功，凡是元气亏损者都可通过此穴位来进行保健。对于女性来说，当有月经不调、闭经痛经、附件炎等妇科病症时，针对性地按摩和震颤关元穴，也能有效缓解甚至赶走这些妇科疾病。这一点也被现代医学研究所证实，按揉和震颤关元穴，可有效调节女性内分泌失调，内分泌正常了，乳房自然也就跟着受益，从而保证乳房健康。

如何正确地震颤关元穴？首先要注意取穴方式，可采用仰卧的姿势，关元穴位于下腹部，前正中线上，从肚脐到耻骨上方画一线，将此线五等分，从肚脐往下3/5的地方，就是这个穴位所在的位置。

震颤关元穴的手法：掌心放在关元穴上，肘部放松，手掌稍加压力，然后小幅度、快速地上下高频震动。10～20分钟后以腹部有酸胀感或热感为宜。这种按摩手法便捷、快速、有效，但需要有一定的按摩功底。

当然，除了按摩外，艾灸关元穴对女性也有很多益处，因为女性为阴，腹部为中央脾土，先天的阳气不足，导致脾胃功能不佳、消化功能不佳、肝气不舒、血液淤滞、肚腹冷痛、痛经等问题。灸关元可补肾壮阳、温通经络、理气和血、补虚益损，壮一身之元气。这一点对于男性来说也是如此，可很好地培补元气。《扁鹊心书》里就曾这样记载：南宋时期有个叫王朝的退伍军人，年近百岁时依然为非作歹。被捕后，官府问他为何在这么老的时候依然身体健硕。王朝说，年轻时曾有人教他在夏季艾灸关元穴，时间久了，感觉冬天不冷、夏天不热，肚脐下总像有一团火，浑身上下有使不完的劲。王朝被处死后，人们剖开其小腹，果然发现其关元穴处有一块“非肉非骨”之物，这可能就是王朝长期艾灸的结果。

总之，关元穴是人体第一保健大穴，对于女性来说，经常使用震颤手法来按摩此穴位，不仅可有效调节内分泌失调，同时也能够使乳房得到更多的健康保障。因此平时女性朋友们要经常震一震关元穴，肯定会从中受益良多。

运动可让你的乳房更丰满

除了按摩外，运动也是一种很不错的美胸方式，因为胸部的底层是由肌肉组成的，通过适当的锻炼，可使胸大肌更加发达，促进乳房丰满，增加乳房的“坡度”，令胸部更加挺拔。

那么，如何通过运动来使乳房丰满？下面这些方案可供您参考。

第一种：扩胸运动

扩胸运动是一种非常简单和常见的运动方式，但不要小看这个简单的动作，它的丰胸效果是相当好的。具体的运动过程如下：

1.全身放松，伸直背部肌肉且抬头挺胸，双手合十放在胸前，这时必须彻底撑开肘部，并注意不要摆动双肩。

2.保持胸部用力的状态，同时在手心上用力，相互推压般缓慢地向左右移动。当手达到中心位置时，进行吸气，左右交替做这个动作10～20次。

要注意，扩胸运动的重点是胸部用力而不是臂膀用力，全身挺直，两只小臂相抵成直线左右动作，同时舒缓地吸气吐气。

第二种：屈伸运动

屈伸运动与传统的俯卧撑很像，即在双杠上做双臂屈肘支撑的动作，运动时身体尽量下垂，把胸肌充分拉长，再用力撑起。另外也可做俯卧撑：俯卧床上，身体放正直，双手支撑身体时收腹挺胸、双臂与床成90度角；卧低时胳膊弯曲，身体不能着床。如此卧撑，刚开始时，先做十来个回合，以后渐次增加，可起到锻炼胸部肌群、丰满乳房的效果。

第三种：强力环举

开始时仰卧在地上，双膝屈曲，脚掌平放于地面。双手各提一个哑铃，然后双臂直伸到胸前上部，掌心互向。手肘微曲，缓缓吸气，手臂慢慢向左右两侧降下，直至手肘接近地面为止。维持此动作一秒钟，然后呼气，并回复至起始姿势，就好像正在拥抱一个人那样。重复此动作6～12次。

第四种：哑铃运动

仰卧于床上，两手持哑铃于两乳上方。这时两臂要自然分开，腰背肌肉要收紧，胸部向上挺起，同时吸气并收缩胸肌，伸臂并举起哑铃至两臂完全伸直。稍停后，轻轻呼气落下，哑铃收回至原位，连续做数次。注意，做时胸部要始终挺起。

还可以仰卧于床上，两手掌相对持哑铃向上伸直，然后深吸气，屏气将两臂缓缓向两侧下方伸展成约120度角，使胸肌充分伸开，最后收缩胸肌恢复至预备姿态。这样反复连续做数次。注意，做时胸部也要始终挺起。

第五种：集中胸部运动

首先，双手夹住书本，先停留在靠近胸前位置，然后慢慢向前方伸长双臂（保持夹书动作），然后再缩回来。做完第一式后，下一式就容易做了。接下来，要一边吐气，一边将手臂向前伸直，如同要使劲按压双手手心一样，胸部用力，缓慢进行10次左右。

除了以上五种丰胸运动外，还有其他一些很不错的运动方式。比如游泳，最易使胸部肌肉强韧，使乳房丰满，当然还有丰乳健身操等，这里不再一一列举。大家平时不妨多学习这方面的知识，选择最适合自己的，坚持不懈练下去，相信你的乳房会越来越丰满。不过需要注意的是，运动时要注意保护乳房，避免外力撞击或挤压，以防乳房受伤。

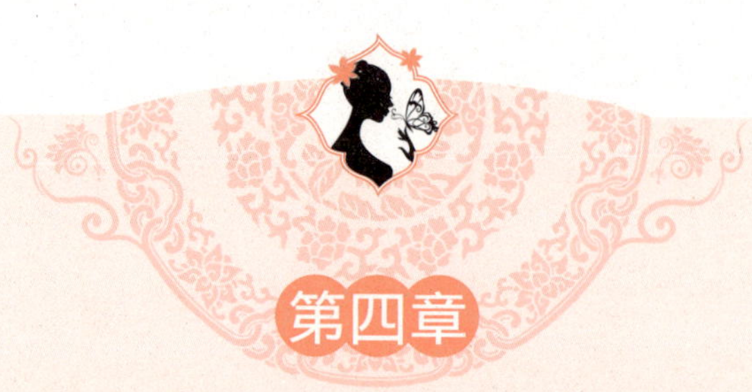

第四章

胸罩，保护乳房的第一道防线

胸罩，不仅仅为了美

女性佩戴胸罩，不仅仅是为了体现身材曲线美，更重要的是对乳房起到一个非常重要的保健作用。戴胸罩对乳房有以下几大好处。

第一，从乳房的内部结构来看，它主要是由乳腺管、乳腺泡和脂肪组成，缺少肌肉和骨骼，所以乳房本身不具有支托作用。女性到了一定年龄如果不佩戴胸罩，就会使乳房下部的血液淤积，从而引发乳房疾病。特别是对于产妇来说，由于这个时期乳汁增多，很容易引发由于乳汁淤积所导致的乳腺炎，但若是戴上合适的胸罩，就会使乳房得到有效的支持和托扶，使乳房血液循环通畅，减少乳腺炎的发病率。

第二，胸罩对乳房还能起到很好的保护作用。乳房是女性身体最敏感的部位之一，尤其是乳头部位，分布着丰富的神经末梢，对外界的刺激特别敏感。如在进行性生活的时候，抚摩乳房会引起性冲动和快感。但若是不戴胸罩，就会使乳头或乳房其他部位擦伤或碰撞，从而导致其敏感性降低。

第三，在运动和奔跑时，胸罩对乳房还能起到减轻震荡的作用。在体力劳动和体育活动过程中，乳房摆动的频率和幅度会加大，如果不戴胸罩，就很容易使乳房受损伤，引发乳房疾病。胸罩这个时候就恰恰起到了一个缓冲外力的作用，能够有效减少外力对乳房的震颤作用。

第四，经常佩戴合适的胸罩也是防止乳房下垂的有效方法。当人站立或坐着时，乳房会因本身的重力作用下垂，此时如果缺乏胸罩的支托，乳房就会松弛，乳管变形，严重影响发育和形状。

警惕“胸罩综合征”

几年前本人在门诊中接待过一位姓王的年轻女患者，她是一名中学教师，个性很保守，平时非常注重自己的形象，尤其是对乳房的“保护”。即使在炎热的夏天，她也会将双乳“掩盖”得严严实实，所以在购买胸罩的时候，也有意去选那种束缚得很紧的。但是一段时间以来，王女士经常感到肩背酸痛、胸闷、头晕，刚开始她还以为是工作太累所致，但后来这种不适感越来越严重，不仅乳房经常疼痛，脖子也跟着发硬，且不能随意转动，转动过猛就会有一种说不出的难受。更离谱的是，王女士左上肢也开始莫名其妙地麻木，时重时轻。

经过详细的检查发现，王女士的乳房疼痛症很可能是由于气血不畅所引起的。了解到王女士经常佩戴过紧过小的胸罩后，本人就很肯定地告诉她：这都是胸罩佩戴不当惹的祸，不仅是乳房疼痛，之前那些胸闷、头晕、脖子硬等颈椎病症状，也都是因为这个所致。

其实在现实生活中，有不少女性都遭遇过与王女士相同的经历。那么为什么长期佩戴过小的胸罩会造成如此大的危害？首先，胸罩过小会严重影响乳房的正常发育，造成血运不畅、淋巴回流受阻、乳腺组织外压受损等症状，很容易引发乳头内凹、乳腺管堵塞及乳房疼痛等。此外，长期使用过紧的胸罩，就好像给胸部套上一道“铁箍”，当上肢肩部进行活动时，肌肉就得不到充分舒展，这样极易引发肌肉疲劳，导致出现肩背部酸痛等症状。同时，过紧的胸罩也会限制呼吸肌的运动，影响呼吸功能，产生胸闷、气促等症状。还有，胸罩过小，胸罩吊带也会过紧，这样就会压迫颈部肌肉、血管、神经，诱发颈椎病，产生上肢麻木、颈部酸痛、头晕、恶心等症状。

以上这些由于佩戴过小胸罩所产生的不适症状，在临床上被称为“胸罩综合征”。

既然佩戴过小的胸罩有如此大的危害，那么佩戴大一点的胸罩是否就会很好？同样有危害。佩戴过大的胸罩，会使乳房在活动的时候左右上下晃动，这种晃动必然会使乳房与胸罩进行频繁的摩擦，从而使乳房皮肤受伤甚至皲裂、老化。另外，过大的胸罩对乳房没有足够支撑力，极易使乳房因重力作用下垂，这些无疑都会对乳房造成很大的伤害。由此可见，佩戴胸罩，尺寸适合至关重要。

另外，有些女性为了保持乳房形状，养成了晚上睡觉不脱胸罩的习惯。事实上，靠这种束缚来维持乳房形状的做法是非常错误的，因为乳房也是有生命力的，如果它一天到晚都得不到“休息”，如何保持最好的状态？更要命的是，长期束缚很可能会导致乳腺功能紊乱甚至器质性病变，如发生乳腺增生症等。

还有一些女性，为了使肩部充分裸露，长期使用窄吊带的胸罩，这种长期捆绑很容易勒伤皮肤甚至压迫肩部血管、神经，使肩部酸痛难忍。因此，女性朋友平时要交替使用窄吊带胸罩和宽吊带胸罩，不要为了性感一味地选用窄吊带胸罩，应该多给乳房一些“休憩”的时间，解除或缓解胸罩对乳房的束缚。

隐形文胸、乳贴——美丽背后的惨痛代价

随着社会的飞速发展以及人们审美观的变化，传统胸罩已经不再受到年轻女性的青睐。因为裸露双肩已经成为一种新时尚，但传统胸罩带着两根或宽或窄的吊带，无疑会破坏裸露肩部时的美感。因此，在这种潮流之下，很多开始女性对隐形文胸、乳贴等情有独钟。

隐形文胸又叫隐形胸罩，是美国科技公司最新研制的高科技产品，由硅胶业者发明，由两片硅胶及前扣组成，直接黏着于身体，没有背带和肩带束缚，并且颜色和质感也与皮肤很接近，所以被称为隐形文胸。每到夏天的时候，隐形文胸就成了热卖品，很多女性为了尽可能穿戴凉爽且美丽得体，都会选择适合自己的隐形文胸，它几乎成了“完美胸部”的代名词。但是很多人不知道的是，就是这样一种高科技产品，在给女性带来美的同时，也正悄悄危害着乳房健康。目前市面上所出售的隐形文胸，外层的主要成分是氨基钾磷酸，这种物质本身就是一种对人体有害的化工原料；内层的制作材料是硅胶片，它会紧贴胸部，所以，一旦硅胶溢出，往往会使胸部皮肤出现小疙瘩、溃烂等症状，甚至还有可能引发皮肤癌变。

除此之外，隐形文胸又因紧贴女性身体最娇嫩的胸部，没有缝隙，汗液不能得到很好的挥发，导致胸部局部温度较高。时间一长，胸部皮肤就很容易红肿、瘙痒，进而引发湿疹或痱子等皮肤疾病。由此可见，隐形文胸在透气性、对乳房的支撑效果等方面还是无法与棉布内衣相比。如果不是必须场合，平日还是少穿为宜。

另外，在购买隐形文胸时，一定要根据自己的身材，选择最适

合自身的尺寸，并出自正规厂家生产的商品，在穿戴和脱卸时也要严格按照正确的方法进行。最好在穿之前，先试一下自已的皮肤是否对其内侧的硅胶过敏，如果过敏，就不要再穿，或者及时更换其他品种。一旦你在穿戴的过程中感到不适，要尽快去医院就诊，绝不能自己随便用药，以免延误病情。

接下来看另一种备受女性青睐的新一代胸罩替代品——乳贴。乳贴是隐形文胸设计者更为精益求精的研制结果，这些设计者觉得隐形文胸还是不够隐蔽，且硅胶材质太过笨重，所以就设计出了只需将两个罩杯往双峰上一贴就能达到效果的乳贴。乳贴的出现无疑让那些追逐时尚的女性们兴奋不已，它不仅方便实用，在安全保留最后一道“防线”时，还能尽情展现乳房的性感美。

但是，同隐形文胸一样，乳贴对乳房的危害也非常大。目前最常见的乳贴有两种，一种是靠气压吸附在乳房上，另一种是直接贴在乳头上。前者由于气压的作用，将光滑不透气的乳贴紧紧地吸附在乳房上，很容易使乳房受压，出现水肿、发白、乳头内陷等病症；后一种乳贴则是通过一种类似黏胶的东西贴到乳头上，长期使用会出现类似贴完膏药的副作用，乳头皮肤发痒、发红甚至溃烂，尤其是过敏性肌肤，一旦使用这样的乳贴，后果更是不堪设想。

从上面对隐形文胸和乳贴的分析中不难看出，用硅胶制作的隐形文胸和乳贴虽然能够充分展示乳房的性感美，但硅胶是一种可引起皮肤过敏的物质，并不是每位女性都适合佩戴。此外，需引起注意的是，目前国家对乳贴的生产尚无统一标准，且对制作的硅胶成分也没有相应的规定标准，导致市场上出现一些由不合格硅胶制成的质量低下的隐形文胸和乳贴。佩戴这样的文胸，不仅会引起皮肤过敏，还会对身体产生一定的毒副作用。

所以在此要郑重地劝告女性朋友们，不要经常佩戴隐形文胸或乳贴，只有当你在穿普通文胸不方便的情况下才可以使用这种东西，并尽可能缩短穿戴的时间，消除由其带来的各种隐患。

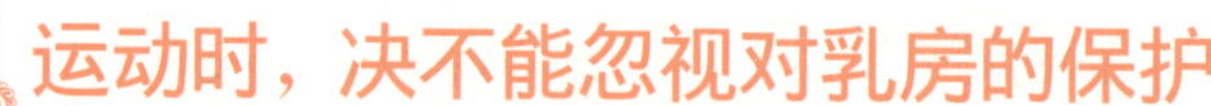

运动时，决不能忽视对乳房的保护

前面讲过，运动也是保健乳房的最好方法之一，它不仅可以降低乳腺癌的发病几率，还可以促进乳房的二次发育，增加胸大肌及相关肌肉的力量和弹性，稳固支持乳房，减缓乳房下垂。更重要的是，以运动的方式来保健乳房，不需要花费大量金钱，只要你有足够的毅力和信心，就可以达到效果。基于此，目前很多女性都喜欢上了运动健身。

但是对于运动时如何保护乳房，相当一部分女性存在两种错误认识：一是运动时可以脱掉胸罩，让乳房来个大解放；二是运动时没必要准备特殊的胸罩，只需佩戴一般的就可以了。这两种认识到底错在哪里？首先，运动时不戴胸罩很容易使乳房受到外伤或造成乳房摆动与下垂。例如有些喜欢跳绳的女性，在坚持跳绳一段时间后，发现自己的胸部下垂了，就误以为是跳绳所致。但实际上是由于跳绳时不戴胸罩造成的，因为跳绳过程中肢体的活动幅度比较大，不戴胸罩的话，乳房就会随之上下摇晃，长此以往，难免就会下垂。再如跑步，有人曾经做过调查，一般的女性每跑1.6千米，乳房就会摇动135米，这个数据是很惊人的。所以女性在运动时一定要穿戴合适的胸罩，保证胸部具有足够的支撑力，为胸部提供强有力的保护。否则，不仅容易出现乳房下垂现象，还会拉伤软组织和胸大肌，甚至产生呼吸困难的现象。

另外，在较为剧烈的运动中不佩戴胸罩，还很容易使乳房受到外部伤害。如在骑马、蹦极、攀岩等新奇、刺激的运动中，缺乏胸罩的保护，胸部的肌肉和乳房组织就极易受到损伤，从而影响乳房的正常发育。因为乳房内部充满了相互连接的腺体和起保护作用的脂肪组织，还有血管分布其间，并被皮肤所覆盖。半收缩的纤维状韧带互相交织将乳房结合成一个整体，乳房本身是位于胸肌表面的，唯一的肌肉是乳头里的勃起性组织。这些组织都非常脆弱，一旦受到外部的伤害，就会出现不可估量的严重后果。

由此可见，女性朋友在运动中不佩戴胸罩是非常错误的行为，看似解放了胸部，其实是亲手埋下了很多致命的隐患。

但是，在运动中如果你只佩戴了一般的胸罩，也不能很好地保护乳房。仔细观察运动中的女性朋友你会发现，乳房会随着身体的各种运动姿势做三维运动，即前后、左右和上下运动。可是一般的胸罩只能防止乳房上下运动，阻止不了其前后和左右运动，因此佩戴了一般胸罩的女性在进行剧烈活动的过程中，往往会感觉到乳房有些疼痛。基于此，有人研究出了运动型胸罩，这种胸罩从表面上看和普通胸罩没什么太大区别，但实际上它的功能却远远高过普通胸罩。因为这种胸罩具有很强的舒适感和控制力，能够保证乳房在运动中免受强烈的震荡，同时也具有良好的吸汗、透气、除湿、除臭等功能。另外，运动型胸罩一般弹性较好，女性朋友穿戴着它进行运动能使肢体屈伸更方便，从而更好地展现健美身材。

除此之外，在购买运动型胸罩时，还要注意以下几点。

首先，要确定自己的胸罩号码。一般情况下，女性的胸罩号码都较稳定，但如果遇到特殊的情况，如减肥、生小孩或处在更年期等，胸罩的号码都会有所改变，所以一定要仔细留意自己身体的变化，最好用尺子量一下，不能仅凭感觉去买。

其次，要根据自己罩杯尺寸和所从事的运动项目的强度来挑选胸罩。乳房在运动中需要支撑的水平取决于两点：一是杯罩的尺寸，尺寸越大，就越需要更高支撑水平的胸罩来支托；二是运动类型，运动越激烈，胸罩需要支撑水平也越高。例如，做健身操和拳击，这两个完全不同类型的运动项目所需要佩戴的运动胸罩肯定会有所区别。

再次，运动型胸罩的带子也很重要，应挑选那些既结实又不太紧的，最好有胶垫防滑，以减少运动中的摩擦。试戴时，可以先把手臂抬高，再猫低身子，尽量多动动手臂，这样就能看出它的灵活性了。另外，尽量挑选全杯的运动型胸罩，它在运动时对乳房的保护效果更好。如果你因为贪图好看挑选半杯或其他较暴露款式的运动型胸罩，就很容易使胸部受到损害。

最后，运动型胸罩的质地也很关键，要尽量选择那些比较凉爽的，如全棉的，保证你在运动劳累的时候，胸部可以透透气。

总之，对于经常做健身运动的女性来说，乳房更需要细心呵护。要想做到这一点，最关键的就是在运动中佩戴合适的运动型胸罩，以维护乳房健康安全。

第五章

呵护乳房，从改变不良生活方式入手

乳腺的“性保护”

关于性生活对乳腺的影响，已在本书第一章中提到。在二十年前，我就对性生活与乳腺之间的关系做了深入的调查和研究，大胆提出了乳腺性保护的观点，并在多年临床实践中得到了验证。

本人在门诊中曾接待过一位年轻的英语教师，双乳胀满如球，疼痛不已，走路都需要双臂抱在胸前。当给她做乳房检查时并没发现重要的阳性体征，再询问其病史，这才得知，原来这位病人之前对我每次询问她“结婚没有”这个问题产生了误解，错误地认为性生活对乳腺不利，于是几个月来与丈夫协商分床而睡。了解这一情况后，本人就认真嘱咐她回去后一定要过正常的、高质量的性生活，并且停服任何药物。结果，一个月后，这位病人之前乳房上的那些不适症状全部消失了。

其实在所有的哺乳动物中，唯有人类的乳房不只是哺乳器官，还演化成了敏感的性器官，越来越受到人体美学的关注。性医学研究表明，乳房参与人类性反应周期的全过程。女性进入性兴奋期后，乳头勃起，乳房充血、胀满、增大，未哺乳过的乳房体积可增大25%；性高潮过后，大约经过15～30分钟，这些变化才逐渐消退。

性活动中伴有相应的内分泌变化，各种激素水平必然有相应波动。所有这些神经的、血管的、内分泌的变化对乳腺是有利还是有害？对乳腺癌或乳腺增生症有无预防保健作用？目前对于性生活能否预防乳腺癌，本人还拿不出有说服力的数据，但多年的经验告诉我们：正常的高质量的性生活对乳腺有保护性调节作用，本人将其称之为乳腺的“性保护”。现在很多年轻妇女的乳房疼痛，充气般胀满，散在的颗粒或肥厚等症状多与性生活的质量和频度有关。

为了更深入地研究这一点，本人曾去过北京南郊的一所监狱普查羁押不久的女性罪犯，并与看守她们的女警做对照，结果实在令人惊奇！女犯人的乳房出奇的好，女警的乳腺病出奇的重。这使本人想起国外文献早就证实的修女、尼姑的乳腺癌发病率高于已婚妇女的报道。乳腺门诊病人中，婚姻、家庭、性生活不满意者相当多见。以前我曾分析过146例乳腺癌病人的资料，发现离婚、分居、独身、性生活不和谐者占17.8%。加上病人多回避敏感的隐私问题，故实际数字肯定比这个大得多。我们统计的乳腺增生症患者中，性冷漠型占66%，饥渴型占20%。我们已能从乳房的质地软韧、张力大小、肿块的位置和形态判断病人的性生活状态，并作为治疗的依据。

乳腺癌的发病原因除了生物学因素之外，还涉及到个人生活、婚姻、家庭等诸多社会学因素，属于生活方式癌。因此，本人有时对病人说："对于这个病，你丈夫要负一半责任，至少没能早期发现。"

此外，性医学专家也认为，女性性功能障碍比男性更普遍，更复杂，更隐讳。情感因素和心理因素的作用比男性显著得多，若不做认真分析，很难找到真正的病因。有时妇女本人也说不清楚，更令人遗憾的是目前整个社会，包括女人自己对女性性障碍都很少重视。但事实上，各种性障碍可能是乳腺疾病的一个病因学因素。著名中医药研究员哈孝贤在其所著的《中国性科学》一书中曾这样说过："性交时能刺激卵巢及肾上腺释放多种激素，有助于防止乳腺癌的发生，对于绝经期妇女还起到减轻不适症状，帮助其顺利度过更年期的作用。对于男子则可减少前列腺癌的发生。因此，正常性生活是人类健康条件之一。"《孟子》曰："食、色，性也。"现代人说："性欲是幸福的象征。"由此可见，"男大当婚，女大当嫁"这是生理的需求、成长的必然。也许有人不以为然，但就乳房而言，高龄不嫁就是发生乳腺癌和增生症的危险因素。因为从生理发育的角度来看，青春期以后随着性的成熟，乳腺随之发育，腺体增厚，乳腺胀满，这是为生育哺乳做的准备。如果不生育，乳腺就会一直常备不懈，直至生育功能过期作废。乳腺是副性器

官，毫无疑问地就会参与性活动，性兴奋时乳腺会增大，甚至有乳头溢液，性高潮过后，乳腺会复原。多次性高潮后，乳腺就会松软。我们经过对大量病例的观察和对比研究，证实正常的性生活对乳腺有保护作用，妇女主动地参与性活动，并伴有性高潮的时候，体内激素的相应变化对乳腺能够起到很好的调节作用，正如妊娠哺乳对乳腺的保护作用一样。

基于以上这些原因，本人郑重劝告已婚的女性朋友：一定要重视夫妻间的性生活，既要求规律又要求高质量，良好的性生活对于你的乳房健康至关重要。

吸烟喝酒对乳房危害大

近年来，随着社会的快速发展以及人们生活压力的不断增大，很多女性尤其是白领女性，为了减轻心理压力，总喜欢用烟酒来减压。殊不知，吸烟喝酒对女性身体有害，尤其是对乳房健康危害极大。据调查显示，农村成年妇女患乳腺增生症的比率仅为10%～15%，但大城市的知识女性中，乳腺增生症的患病率高达80%。为什么会出现这种情况？这与她们平时吸烟喝酒的不良习惯是分不开的。

吸烟喝酒到底会对女性乳房产生哪些危害？

首先，烟草中含有非常多危害人体健康的物质，其中最主要的有三种，即焦油、尼古丁和一氧化碳。焦油是由好几种物质组成的混合物，进入人体肺部后，会浓缩成一种黏性物质，牢牢地吸附在肺上。尼古丁是一种能使人上瘾的药物，由肺部吸收后，会对神经系统起作用。一氧化碳则能降低红细胞将氧输送到全身去的能力，从而引起人体缺氧。当然，除了这三大有害物质外，香烟中还含有其他几十种致癌物质，这些有害的化学物质不仅会干扰女性的内分泌功能，对乳房产生有害效应，还能降低乳房的抗病及抗癌能力。如此一来，在多种致病因素的共同作用下，有长期吸烟习惯的女性就很容易患上乳腺癌。

对此，有科学家用香烟烟雾作为研究目标，更真实地反映出了女性吸烟的危害：将香烟烟雾里的冷凝物质（主要成分是多环芳烃）放入生长在培养基中的正常人类的乳腺细胞里，结果发现，这些冷凝物质很快就引起了乳腺细胞的癌变。同时，科学家们还指出，实验中所用的香烟烟雾冷凝物质的浓度，较一支香烟所能产生的烟雾冷凝物质的浓度要低得多。香烟烟雾之所以能将正常乳腺细胞变为癌细胞，根本原因是由于其中的有害物质使正常乳腺细胞的DNA受损，从而破坏了正常乳腺细胞自我修复的能力，导致癌变发生。

所以说，长期吸烟是导致女性患乳腺癌的原因之一，尤其是那些从青少年时期就开始吸烟的女性，患乳腺癌的几率要比不吸烟的女性高出三分之二。因为女性在青春期发育阶段，乳腺细胞的发育也较旺盛，对烟草中的致癌物质也最为敏感，因此也最容易受到影响。

接下来讨论的是喝酒对乳房的危害。无论是白酒、啤酒还是红酒，里面都含有酒精，酒精会使女性身体内的雌激素水平升高，从而导致乳房肿块。另外，雌激素是通过血液循环来发挥其生理作用，并在肝脏中灭活后完成其代谢过程，以此来保持血液中雌激素的稳定。但长期饮酒会使肝脏功能下降，雌激素灭活量减少，血液中雌激素水平升高，从而诱发乳腺癌。除此之外，酒精还能在乳房细胞中产生更多的激素，破坏免疫系统等，这些都是乳腺癌的诱因。有调查研究显示，一位年轻妇女，每周饮酒3～6次，每次250毫升啤酒或185毫升烈性酒，其日后患乳腺癌的危险将增加30%～60%，由此，我们不难看出酒精对乳房的伤害非常大。

但在现实生活中，很多人都不懂得这一点，错误地认为喝少许酒对身体有好处，红酒更是有益健康等。在亲朋好友聚会中，我们也总会发现，有些人包括男性，总要劝同桌的女性喝点酒。其实这些做法都是错误的。酒精的摄入会增加乳腺癌的发病率，女性饮酒所带来的危害要比男性大得多。所以，为了乳房健康，女性朋友最好不要养成经常喝酒的习惯，最好做到滴酒不沾。

生活起居姿势与乳房健康密切相关

良好的生活习惯对于乳房保健至关重要，即便是生活起居中常见的站、行、坐、卧等姿势，稍有疏忽也有可能伤害到脆弱的乳房。

首先是站姿对乳房的影响。现实生活中，很多女性的站姿都不太正确，例如，有的站立时左右歪斜，东倚西靠，一肩高一肩低；有的平时窝胸弓背，垂头塌肩，下巴前突，一副无精打采的样子；还有的女性在站立时喜欢双手环抱于胸前等。这些不良站姿一旦形成习惯，无形中就会增加胸部的负担，出现乳房闷胀刺痛、胸背肌肉组织酸涩及其他难以名状的腋下不适等症状。另外，站姿不正确还会使胸腔受到挤压，肺活量降低，极易引起心脏方面的疾病。为了避免以上不良后果，大家在站立时要“站如松”，即站得像青松一样，最关键的一点就是要把重心落在两脚上，抬头挺胸，下巴收回，肩膀平直放松，不含胸，不驼背，使背部肌肉放松，且两手自然下垂放于大腿两侧，这样才能使胸部的血液循环畅通，进而保证乳房的舒展与健康。

其次是走路的姿势。行走是我们每天做得最多、累积运动量最大的动作，因此走路姿势不正确，会使身体受累，使胸部受损。有些女性走路总是低头含胸，时间一长，极易发生颈椎椎间关节错位，影响颈部甚至胸部的血液循环，导致气血运行受阻，从而引发乳腺增生症。如何判断自己的走姿是否正确？有一个非常简单的办法，就是看鞋底。走路姿势正确，鞋底的磨损是平均分布的，如果鞋底磨损分布不均，说明走路姿势错误。另外，正确的走路动作应是以腰部为中心，然后向下带动大腿，再延伸至小腿与脚，向上带动背部，甩开双臂，就好像是一棵大树在行走一样。走的过程中要抬头、挺胸、收腹，以维持骨盆的平衡稳定，同时脚尖要朝前，不要向外或向内，成为外八字或内八字。

还有，坐的姿势也很重要。对于那些经常使用电脑工作的女性来说，最常见的错误坐姿就是屈身在办公桌、电脑前，长时间保持这样一个含胸的姿势，不但会影响到乳房的挺拔度，还会使乳房感到胀痛和刺痛等。有资料显示，经常坐在办公桌前的女性患乳腺疾病的比例要远大于那些站立着或保持其他姿势工作的女性。因为长时间伏案工作，一旦坐姿不当，比如斜靠或趴在桌上，双乳正好处在挤压的支点上，受到硬硬的桌沿挤压近一个半小时，往往就会干扰乳腺内部的正常代谢，最后极易导致乳腺疾病的发生。正确的坐姿应该是保持“3个90度”，即腰部与双大腿保持90度、双大腿与双小腿保持90度、上臂与前臂保持90度，这样的姿势最利于工作和学习。另外，胸部应离开桌沿10厘米，以减少胸部疲乏，保持乳房的生理活性。在工作之余，还要经常活动上肢，如多做深呼吸、扩胸运动、甩手、活动手腕等，这样不但可以舒筋活血，还能有效牵拉乳房以及周围肌肤参与活动，防止胸部组织尤其是双乳衰老变形。

最后重点分析睡姿对乳房的影响。很多女性睡觉时总喜欢面朝右侧，可能是因为看了太多关于“右侧睡觉可以保护心脏”的文章。但实际上，这种睡法很有可能导致乳房的不对称。因为长期保持右侧睡觉的习惯，必然会对右侧乳房产生挤压，从而影响其血液循环，使右侧乳房发育的比左侧乳房偏小，此道理对于那些长期偏左睡的女性也是一样。所以睡觉时不管偏左还是偏右，姿势都不恰当。正确的做法应是睡觉时不要长时间保持同一种睡姿，要适当换其它姿势，让两侧的乳房都能得到正常发育。另外，俯卧位脸朝下的睡觉姿势更不对，这种睡姿不仅会使乳房内部的软组织受到挫伤，引起增生症等，还很容易引起乳房外部形状的改变，使上耸的乳房下塌或下垂。因此睡觉时最好不要俯卧，应以仰卧最佳。

还有一些女性，在工作和学习中，习惯趴在书桌上睡觉，这样的睡姿对乳房的危害也较大，因为趴在桌子上睡觉，会使乳房受到桌沿的挤压，从而使乳房受伤。

另外，睡觉时不要穿戴胸罩，否则会使乳房长时间受压，淋巴回流受阻，极易引发多种乳腺疾病。我们一直提倡每天要保证八个小时不戴胸罩，这“八个小时”，主要指的就是睡眠时间。有些女性胸部比较大，睡觉的时候若是不戴胸罩，可能会觉得不舒服，睡不着。建议这些朋友不妨在睡觉时穿上纯棉质料，质地柔软、宽松的全罩杯胸罩，这样更方便睡觉时做翻身等动作。但是一定要注意，绝对不要戴着下面配有金属托的胸罩睡觉，否则极有可能由于不当的睡觉姿势使金属擦破乳房皮肤，引发乳房下部疼痛和局部肥厚。

还有一些女性喜欢穿着睡衣入睡，有这种习惯的女性应注意，一定要确保睡衣的质量，最好选全棉或以棉为主的合成纤维材质的睡衣，以质料柔软、透气性好者为佳，以减少对乳房皮肤的刺激，降低对乳房造成的伤害。否则，若是长期穿着化纤质料的睡衣，就极易使乳房因与化纤材料摩擦，产生发热、发红、瘙痒难耐等不适症状，同时还容易造成皮肤粗糙、干燥脱屑等情况。

总之，生活起居中很多小习惯小细节都会对乳房有所影响，尤其像坐、立、走、卧等这些司空见惯的行为，稍不留神，就很可能给乳房健康埋下隐患。因此，大家必须走出误区，早日改正不良习惯，保障乳房的安全健康。

手机、电脑辐射是危害乳房的“隐形杀手”

如今，随着生活水平的不断提高，手机、电脑对于普通百姓家庭来说早已不是什么稀罕物，但与此同时，它们所产生的电磁波对人们身体的危害也越发引起关注。

其实，除了手机、电脑外，生活中可以产生辐射的东西还很多，如电视、吹风机、微波炉、电磁炉等。大家都知道射线对人体有伤害，尤其是对于那些处在发育期的孩子或妊娠期的女性危害最大。如果经常做X片检查，婴儿极有可能会发生很大畸形。还有在看电视的时候，也会受到低频辐射的危害。对此我们不妨做个测试，在连续看两个小时的电视后，找块干净的白毛巾擦一擦脸，会发现毛巾上面有一层黑黑的东西。这些灰尘其实就是由于电视的辐射而电离化的空气灰尘，电离的灰尘具有吸附作用，一旦碰到有油脂的物体，就会粘上去。由此可见，电磁辐射虽然看不见，摸不着，但各种各样的电磁波无时无刻不在身边存在着，危害着人们的健康。

那么电磁波辐射为什么也能对乳房产生危害？这主要有三方面的原因，即电磁辐射对乳房的热效应、非热效应和累积效应。

首先是热效应。人体内70%以上是水，水分子一旦受到电磁波辐射，就会相互摩擦，引发肌体内升温，这样一来必然会扰乱乳房内部器官的正常工作。

非热效应是指任何器官和组织都存在微弱的电磁场，它们是稳定和有序的，一旦受到外界电磁场的干扰，处于平衡状态的微弱电磁场就会遭到破坏，乳房内部自然也会遭受损伤。

累积效应则是指当热效应和非热效应作用于人体，对人体造成的伤害尚未来得及自我修复之前，如果再次受到电磁波辐射，其伤害程度就会发生累积，久而久之就会成为永久性病态，危及生命。由此可见，长期接触电磁波辐射的人，即使被辐射的功率很小，频率很低，但日积月累就有可能诱发意想不到的病变，因此应该格外警惕，尽量远离电磁波辐射。

除此之外，近年来关于电磁波辐射危害乳房的报道也有很多。例如，前不久瑞典厄勒布鲁大学医院的伦纳德·哈德尔教授和于默奥大学的谢尔·汉森·缪德教授用了6年时间，分析了11项全球相关研究后认为，每天使用手机1小时，长期下来，足以增加乳房患癌的风险。

还有，澳洲科学家法兰博士在发表的手机致癌研究报告中指出，手机致癌的原因，在于电磁辐射会产生“热休克”蛋白，破坏细胞防御系统，引发癌症（包括乳腺癌）。

不仅如此，欧洲的一份防癌杂志也曾经刊登过一篇美国医学专家莫德尔的论文，认为长期使用手机的人患乳腺癌的概率要比不使用手机者高出30%，他进一步指出，使用手机超过10年的人比从来不使用手机的人患乳腺癌的概率要高出80%。

从以上分析中不难看出，手机、电脑辐射等对人体尤其是乳房的危害非常之大，虽然它看不到，摸不着，也感觉不到，却是可怕的“隐形杀手”。因此，世界卫生组织已把电磁辐射列为第四大污染。

当然，我们虽逃避不了电磁辐射，但却可以预防。如在接电话的时候，最好让手机远离身体，接通1秒钟后再放到耳边；养成用耳机的习惯；别把手机挂在胸前；睡觉时别把手机放在枕边等等。另外，在使用电脑的时候，身体要与电脑屏幕保持不少于80厘米的距离，与电脑后部及两侧保持不少于120厘米的距离。这一点对于年轻的女孩子尤为重要，目前不少女孩子都养成了每天抱着电脑上网、聊天的习惯，这对于以后的生育非常不利。对于已经怀孕的女性来说，更是要远离辐射，最好不要打手机、玩电脑，因为此时电磁波辐射危害的是两代人的健康，为了下一代的安全，应尽快负起责任来。

在家庭中使用微波炉、电磁炉的时候，最好要远离7米左右，如果不能，就一定要穿上防辐射服。还有，冰箱也不要放在卧室里，要讲究电器的科学使用，尽量避免多种电器同时开启使用，持续使用时间不可过长，次数不宜过频。

最后，还可以从饮食上来预防和减轻电磁波对人体的危害。例如，平时多吃一些胡萝卜、豆芽、西红柿、瘦肉、动物肝脏等富含维生素A、维生素C和蛋白质的食物，经常喝些绿茶，这些都是预防和减轻电磁波危害的好办法。

指甲油用多了易患乳腺癌

化妆品中普遍存在有害物质，其中邻苯二甲酸酯是一类能起到软化作用的化学品。它被普遍应用于玩具、食品包装材料、医用血袋和胶管、乙烯地板和壁纸、清洁剂、润滑油、个人护理用品，如指甲油、头发喷雾剂、香皂和洗发液体等数百种产品中。

在化妆品中，指甲油中的邻苯二甲酸酯含量很高，很多化妆品的芳香成分也包含了该物质。这种物质会通过女性的呼吸系统和皮肤表层进入体内，如果过多使用，会增加女性患乳腺癌的几率，还会危害到她们未来生育的男婴的生殖系统的健康。

目前，我国对该物质的含量标准还没有明确的规定，普通消费者很难从商品标注上看到该物质的含量。为了减少邻苯二甲酸酯对身体的危害，我们应注意最好不要用泡沫或是塑料容器泡方便面，不要用聚氯乙烯（含有邻苯二甲酸酯成分）塑料容器在微波炉中加热食品，最好是把食品盛到耐热的玻璃器皿或陶瓷器皿中进行加热。

滥用美容保健品催发乳腺癌

众多美女可能无法想象，当她们大把大把地服用美容保健品时，其实是在吞入一个可怕的“杀手”。由于保健品等激素类产品的滥用，女性乳腺癌的检出率近年来迅速攀升，分析其原因，罪魁祸首是激素的大量摄入。众多美容保健品广告大吹特吹，诱使女性为美而大量服用，其实那是在服用雌激素，很多女性吃了太多这些打着“食”字号的保健品，埋下了患病祸根。同时，让专家担忧的是，如今不少水果蔬菜也大量使用激素来赚黑心钱，无疑给女性的健康雪上加霜。

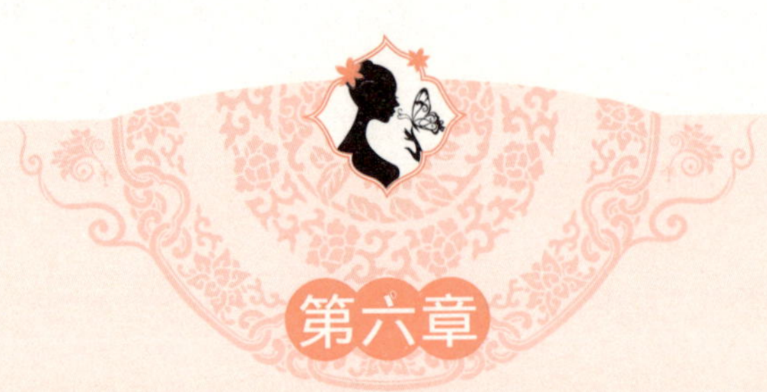

第六章

六大特殊时期的乳房保健

青春期——让乳房一发育就受到悉心照料

俗话说，女大十八变，越变越好看。对于女孩子来说，青春期不仅是一生中最灿烂的时期，同时也是身体变化最快的时期，这其中就包括乳房的发育。一般来说，青春期女孩子的乳房发育可分为五个阶段：第一阶段是乳头突出；第二阶段是10～12岁，乳房开始发育，乳晕也开始变大，乳房形成小丘状；第三阶段是13～14岁，乳头及乳房继续发育；第四阶段是14～15岁，乳晕及乳头开始隆起，乳房也慢慢地从小丘状转向球状。最后一个阶段就是15岁以后，乳房逐渐发育成熟且定型。

以上五个阶段是一般情况下的青春期乳房发育的过程，当然也存在着特殊的情况。如有些三十岁左右的未婚女性，虽然从年龄上说已过了青春期，但乳腺仍然处于青春期状态，所以称之为青春型乳腺。

由此可见，乳房发育的早晚、快慢、发育过程的长短及发育的程度，都存在着很大的个体差异。

由于乳房发育是青春期女孩出现最早、最明显的第二性征，并且也是青春萌动的信号之一，所以正确认识乳房发育、做好保健工作是每个处于青春期女性必做的事情。那么如何正确呵护青春期乳房？总的来说有以下四个方面。

首先，要通过适当的运动更好地促进乳房发育。女孩子处于青春期时，乳腺是在体内雌激素的影响下开始发育的，这个时候，乳房内除了不断发育的细长的乳腺管外，还积聚了不少脂肪。虽然乳腺组织比较硬，但脂肪组织相对较软，所以乳房才逐渐隆起，并富有弹性。因此适当多做些针对性的运动，如扩胸运动、俯卧撑及胸部健美操等，可加强胸部肌肉的锻炼，使乳房挺拔有弹性。另外，对于发育不良的乳房，除了加强胸部肌肉的锻炼外，每天早晚还应坚持自我按摩乳房，尤其要加强对乳头的按摩。这样能够促进血液循环，促进乳房发育，同时也可促进乳头平滑肌的发育，防止乳头内陷或内翻。

其次，要加强营养。乳房中最多的组织是脂肪组织，其主要功能是控制乳房的大小。乳房内的脂肪组织呈囊状包于乳腺周围，形成一个半球形的整体，这层囊状的脂肪组织叫作脂肪囊。脂肪囊的厚薄可因年龄、生育等因素而有所不同。少女时期人人爱美，不少女孩子为了身材苗条，动不动就节食减肥，但这样做的后果是全身脂肪普遍减少，包括乳房。乳房内的脂肪组织少了，形状也会变小，从而影响到整体美感。因此，过度节食减肥绝不可取，平时适量地摄入脂肪有利于增加乳房的脂肪量，保持乳房丰满浑圆。

如多食用一些富含蛋白质、维生素的食物，像肉类、芝麻等高脂食物及糖类、糕点等，这样才能保证乳房内有足够的脂肪。当然，这么说并不是劝大家吃高脂肪食物，越多越好，而是要适度为宜。否则，过多的脂肪堆积也会引起乳房的松弛和下垂，从而影响形态美。

除了平时多吃一些富含蛋白质和维生素的食物外，青春期女孩子还要注意补充胶原蛋白，这样能使乳房光洁度好、有弹性、不粗糙，如肉皮、猪蹄、牛蹄、蹄筋、鸡鸭爪、甲鱼等都富含胶原蛋白。另外，人体内要形成胶原蛋白，少了维生素C和蛋白质的参与也不行，所以为了乳房健美，女性朋友应多吃一些富含维生素C和蛋白质的食品，如胡萝卜、豆类食品等。平时多喝水对乳房健美也有很大帮助，如果每天能坚持喝八杯水或无咖啡饮料，对滋润皮肤和乳房丰满都有很大益处。

再者，要注意对乳房的保护。这一点包括三个方面。第一是不要束胸。有些女孩子为了追求美，总是穿紧身胸衣，甚至将乳房勒平，这样不但会影响呼吸，还会影响到女孩子的胸廓发育，使胸廓变得又扁又细，心肺发育也会受到严重限制。另外，由于乳房长期受到压迫，乳头不能突出，很容易造成乳头内陷或内翻，不仅影响将来哺乳，还增加了患乳腺导管炎、乳腺炎等病的风险；第二是要经常清洁乳房。不少青春期女孩在乳房发育时会有发痒的感觉，这主要是由于乳房汇集着许多皮脂腺，会分泌大量油脂样物质，时间一长，脂质酸化及污垢堆积，就会刺激乳房的局部皮肤引起瘙痒。如果你直接用手去抓挠或挤捏，情况会更严重。正确的做法应是平时多用温开水清洗乳房，勤换内衣、胸罩，确保其清爽无比，但要注意不要用香皂去清洗；第三是要在劳动或运动过程中保护好乳房，避免因撞击或挤压受伤。

最后，要佩戴合适的胸罩。这一点在前面已讲过。事实上，对于青春期发育的乳房来说，胸罩的作用在于保护逐渐发育的乳房，使其将来拥有丰满的胸部和完美的体型。但要注意，不能过早地佩戴胸罩，以免影响乳房的正常发育，也不能错过合适的佩戴时机，否则容易造成乳房下垂。另外，在挑选胸罩的时候，要根据自己的体型、胖瘦、季节和乳房发育情况进行选择，在材料上应选质地柔软、有承托力、透气性好的，尽量不要选尼龙质地的胸罩，虽然这种胸罩看起来较为华丽、有弹性，但是透气性较差，尤其是夏天的时候，最好不要使用。海绵胸罩也要因人而异，如果你的乳房长得不丰满或左右乳房大小明显不对称，可佩戴衬有海绵的突型胸罩。

以上四大方面是青春期女孩最需要注意的，只要你在日常生活中注意保护乳房，就能使乳房的发育过程更加完美，从而为以后乳房健康和美丽打下坚实的基础。

月经期——每个月特殊时期的特殊护理

一般女孩子在13岁左右开始来月经。这是一个非常重要的“里程碑”，因为从第一次月经开始，它就会一如既往地陪伴着女性朋友走过大半生。但是很多女性，尤其是青春期女孩，对此却不太重视，认为月经只不过是每个月那几天的事儿，稍微注意一下就好了。实际上，月经期是女性的一个特殊时期，在这短暂的七八天里，月经的产生伴随着其他许多身体上的不适感，尤其是乳房上的变化，如胀痛、形状改变等。因此女性朋友们在月经期间也要注意对乳房的保健。

具体来讲，经期前后乳房都有哪些变化？首先，月经前期，乳房较丰满、发胀、质韧，用手触摸会感觉有小疙瘩一样的东西在里面，有时伴有轻度疼痛和压痛，这种情况在医学上称为经前增生期；在月经后期，疼痛会慢慢减轻或消失，乳房变软，乳腺组织复原。如果经前增生的现象在月经后期甚至月经结束还没有退化复原，那么就容易形成乳腺增生症，需要去医院检查治疗。

另外，乳腺在月经周期中也可随着不同时期激素的变化而发生相应的变化。即在月经周期的前半期，雌激素的水平会逐渐升高，乳腺出现增殖样变化；排卵以后，孕激素水平升高，同时催乳素也增加；到月经来潮的前3～4天，小叶内导管上皮细胞肥大，叶间和末梢导管内分泌物也慢慢增多了，因此月经前可感到乳房发胀、变大，紧张且结实，甚至有不同程度的疼痛和触痛。月经来潮后，雌激素和孕激素水平就会迅速降低，雌激素对乳腺的刺激减弱，乳腺开始逐渐复原，乳腺导管上皮细胞分泌减少，细胞萎缩、脱落，水肿消退，乳腺小叶、腺泡的体积缩小，这时乳房变小变软，疼痛和触痛消失，块状物也随之缩小或消失。

由此可见，随着月经周期无数次的重复，乳腺总是处于这种增殖与复原，再增殖、再复原的周期变化中，这就更进一步证明了乳腺是雌激素的靶器官，尤其是在月经周期的不同阶段，雌激素发生变化，乳腺腺体也随之产生变化，最后带来乳房的内外变化。

那么如何根据这一点来做好经期乳房护理？首先，对于经前乳房胀痛，一般无需治疗，因为它属于正常的生理现象，与内分泌的变化和精神因素有关，但是乳房胀痛毕竟不好受，对此不妨采取一些简单的方法进行调理，如将200克生麦芽放入砂锅内，加水300毫升，煮沸后用小火再煎煮20分钟，之后滤出药液就可以服用了。每次月经来临之前的3天连续服用3剂，即可大大减轻乳房胀痛的症状。中医原理认为，经前乳房胀痛多是因肝气郁结、疏泄失常所致，生麦芽具有健脾消食、疏肝解郁的功能，所以它能够有效调理经前胀痛。

除了要调理好经前胀痛外，还要注意尽量不要在经前期做乳房疾病的检查和治疗。因为在前面的“乳房自检”中讲过，乳房自检的最佳时期是经期后7天之内，这个时候的乳房正好属于刚才所讲的“经后复原期”，乳房充血量少、柔软，较

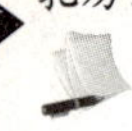

容易摸到肿块，并且此时激素对乳腺的影响也很小，乳腺处于相对静止的状态，很容易检查出病变。另外，在月经期间，女性全身的凝血功能也会发生改变，血液不易凝固，但治疗乳腺病又多选用疏肝理气、活血化淤的药物组方，这个时候如果过多服用此类药物，会使月经量过多，对身体有影响，所以月经期间应停服治疗乳腺病的药物。

还有，在月经期间，由于乳房胀大疼痛，要换戴一个比平时尺寸稍大的胸罩，以免乳房受挤压疼痛感加重，但要注意胸罩不能太大，否则会使乳房震荡。再者，乳房在月经期间较敏感，应避免剧烈的运动，以防挤压到乳房。当然在饮食上也要正确搭配营养，确保身体健康，尤其应多吃一些蛋白质食品，如瘦肉、鸡蛋、牛奶、豆制品等，这些食物对于经期乳房的保健很有好处。

总之，对于女性来说，乳房需要一生用心呵护，尤其是在特殊的月经时期，时间虽短，但同样不容忽视。所以在此劝告女性朋友，再忙再累，也不要疏忽了每个月的那几天，否则稍不注意，就会埋下健康隐患，将来后悔莫及。

妊娠期——需要你呵护的，不仅仅是腹中的胎儿

妊娠期是女人一生最重要最难忘的时期之一，“十月怀胎，一朝分娩”，从女性怀孕开始，就要为新宝宝的来临做各种准备工作，这其中对乳房的保健就是重中之重。前面讲过，哺乳期最易发生急性乳腺炎，它主要是由于患者在妊娠期没有做好乳房保健所致。所以妊娠期妇女应尽量避免乳腺受外伤、挤压，防止感染等，并按时检查乳房，一旦发现红肿或硬块，就应该及时热敷、按摩。

除此之外，妊娠期妇女还要特别注意乳房的变化，这样才能对症下药，做好保健工作。一般来说，妊娠期乳房在外观上的变化主要有以下几方面：在妊娠早期，停经1～2周就可有乳房发胀、显得饱满的感觉，之后乳房胀痛症状逐渐加重；乳头、乳晕的颜色加深，外形增大；乳晕皮脂腺增大、隆起；乳房体积逐日增大，重量增加，硬韧胀满；乳房表浅静脉曲张，皮肤温度升高。妊娠末期，乳房皮肤的弹力纤维胀裂，出现白色纹理；妊娠后三个月，可有少量的初乳溢出。

另外这个时期，乳房内部也发生着剧烈变化：妊娠早期乳房内以导管增生为主，新生许多小导管，伸展在周围的脂肪组织中，导管上皮增生活跃，极易完全阻塞管腔；妊娠中期以后，小导管末端膨大，形成腺泡，组成许多腺小叶。妊娠三个月，腺泡及小导管扩张，细胞有分泌现象，初乳形成。乳腺间质明显充血，血流量急剧增加，有许多淋巴细胞及吞噬细胞浸润。因此，整个乳腺腺体增厚，切面呈淡红色，质地松脆，有细小的颗粒，极易出血；妊娠后期，切面可见许多导管内有乳汁溢出，管腔扩张。

从妊娠期乳房的外观及内部结构变化中可以看出：妊娠对乳房的影响是非常大的，可以说，只有经过妊娠，乳房才算是发育成熟，而这一切其实都是在为新生儿的哺乳做准备。为了迎接新生命的到来，女性在妊娠期就要做好多项准备，不仅要时刻留意腹中胎儿的情况，同时也要呵护好乳房，保证孩子一出生就能吃上可口的“大餐”。那么如何做好妊娠期的乳房保健？

妊娠早期乳房增大，重量增加，为了防止乳房下垂，要及时佩戴合适的胸罩，以托起乳房。但很多女性都忽略了这一点，有的在妊娠期间仍佩戴以前的胸罩，还有的甚至干脆不戴，这些做法无疑都会加快乳房下垂。

在妊娠中后期，乳房内由于分泌出现了一定量的乳汁积存，可能会形成妊娠期乳腺炎，中医称之为“内吹”，认为是胎气旺盛，湿热内蕴所致。一旦发生乳腺炎，破溃或切开后，往往很难愈合。因此，为了预防这种炎症，妊娠期妇女应保持乳头的清洁，每天用温水清洗乳房及乳头，洗后擦干，再在乳头上擦上油膏或护肤膏，然后用手轻轻按摩，使乳头表皮变得柔软坚韧，一旦发现乳房有红肿硬块，就应及时热敷。

在妊娠末期，即产前3个月左右，应该每日坚持乳头和乳房的保健按摩，预防急性乳腺炎的发生。如果有乳头短小或乳头凹陷者，为了迎合产后哺乳的需要，应做乳头牵拉或矫治乳头内缩。这样才能大大降低产后患急性乳腺炎的几率。此外，要学会运用正确的方法来纠正乳头内陷或凹陷：先将双手及内陷的乳头擦洗干净，然后用双手手指置于乳头根部上下或两侧，同时下压，可使乳头突出，然后将乳头轻轻向外牵拉。此动作每天可做3次，每次做5下左右。

产前检查中应包括对乳房的检查。绝大部分女性都懂得产前检查的重要性，因为可以及时发现和纠正胎位不正，预防难产，保证母子健康，但很少有人了解这个特殊时期对乳房进行检查可及时发现和治疗很多乳腺疾病。那么产前乳房检查都包括哪些方面？主要有以下四大方面。

第一，检查两侧乳房是否发育良好，是否基本对称。

第二，乳头有无凹陷、内翻、分裂、畸形。如果有凹陷、内翻的症状，应经常牵拉。乳头严重发育不良者，产后哺乳会有很大的障碍，因此，应提前做好人工喂养的准备，可以考虑产后及时回奶，以预防急性乳腺炎。

第三，检查乳房内有无肿块。妊娠期乳腺腺体肥厚，充满乳汁，即便有肿块也不易被发现。所以应该仔细检查，并注意与正常腺体做鉴别。对于30岁以上的妊娠妇女，应常规检查乳腺，是否有肿块、原有的肿块是否有增大等，警惕妊娠期乳腺癌。

第四，乳房的皮肤有无发红、水肿，有无局限性隆起或凹陷，注意妊娠期乳腺炎或炎性乳癌。同时还要辨清妊娠期乳房由于血液循环加强，血管扩张，皮肤发热，往往有轻度潮红现象，但这属于正常的生理反应，不必担心。

从以上分析中不难看出，妊娠期乳房保健对今后的哺乳起着非常关键的作用，若能做好这方面的工作，不仅有利于孕妇自身的健康，同时也是在为即将出生的宝宝做准备。

哺乳期——坚持母乳喂养，为了孩子也为了自己

很多妈妈在哺乳期会把所有的视线都集中在新生儿身上，从而忽略了自己身体的健康，尤其是对乳房的护理。事实上，做好哺乳期乳房的保健是非常重要的，不仅能够给孩子提供丰富健康的营养，也能使乳房变得更加丰满、结实，并防止哺乳期结束后乳房出现松弛下垂的现象。

那么如何着手来护理哺乳期乳房？

首先要坚持母乳喂养。母乳喂养对哺乳的女性来说益处多多。经济方便，清洁卫生；营养丰富，最易吸收；初乳最宝贵，所含抗体最多；防止婴儿成人后肥胖；促进母体产后复原；加强母爱，加深母子感情；预防乳腺增生症及乳腺癌等。

其次是喂奶的方法。喂奶是女性的本能性活动，本是件容易事，但有的哺乳期女性并不会喂奶，尤其是不善于用左乳喂奶，或不知道怎样喂奶才正确。那么，喂奶需要注意哪些细节？

1.注意卫生，预防感染。喂奶前先用温水洗手，再用清水或2%的硼酸水清洗乳头，然后用干净的毛巾擦干后再喂。另外，产妇在哺乳期容易出汗，所以要勤换内衣。新妈妈如果发现自己有感冒症状，那么在喂奶时就应该戴上口罩，不要亲吻婴儿，防止感冒病毒传染。如果产妇发烧或患有乳腺炎，就应及时暂停哺乳。若是仅有淤乳及轻度炎症，可以将奶先挤出来，煮沸消毒后再喂，以免小儿腹泻。

2.定时哺乳，乳汁一次排空。一般来说，母乳在婴儿胃内可滞留2～3小时，随着食量的增加，喂奶间隔时间可逐渐延长：2个月以内的婴儿，白天每隔3小时喂奶一次，夜间隔6小时喂奶一次；2个月以上的婴儿可每隔4小时喂奶一次，夜间喂奶次数逐渐减少；6个月以上的婴儿，夜里可以不喂奶，这样易于宝宝养成良好的睡眠习惯，也有利于大人休息。每次喂奶10～15分钟，喂奶开始的2～3分钟之内，婴儿吸吮量最多，10分钟后乳汁排出量就会减少。吸不完的乳汁要挤干净，保证乳汁完全排空，否则奶汁淤积不仅容易发生乳腺炎，也会使乳汁分泌量逐渐减少。另外，每次喂奶的时间不要过长，以吃饱为准。乳汁不足的女性朋友更要坚持定时哺乳，每次都不要延长哺乳的时间。其实，哺乳时间长，并不会明显增加奶量，只会使婴儿吞咽大量空气，易引起腹胀和呕吐。

还有，不要看到孩子一哭就喂奶，甚至一直喂到其睡着为止。这样不定时的哺乳不仅不利于乳汁的分泌，同时也有碍于婴儿的消化，容易使婴儿养成“含乳而睡”的坏习惯，对于哺乳者也很容易发生乳头破裂和乳腺炎等症状。

3.喂奶的姿势要正确，学会左右轮换。哺乳应当采用坐位或半坐位，首先将婴儿半斜卧位抱在怀中，然后用中指、食指抵住乳头，保证乳头突出，这样可防止乳房堵住婴儿鼻孔而发生呛奶。在喂奶时，要注意左右乳交替轮换喂，吃空一侧，再喂另一侧，这次先喂左乳，下次就先喂右乳。有人习惯于用右乳哺乳，不会用左手抱小孩喂奶，这样很不好，时间长了会造成双乳不对称，左乳不能充分发挥哺乳功能。临床上，左侧乳腺患乳腺癌的机会多，就可能与这种哺乳方式的偏废有关。

给婴儿哺乳时除了要注意很多细节外，对于哺乳期的女性朋友本人而言，还要注意以下四个方面，以加强对乳房的保健，保证乳汁充足，防止发生乳腺炎。

1.精神愉快，情绪稳定。乳汁的分泌受高级神经中枢的影响很大，因此对于哺乳期女性来讲，精神愉快、情绪稳定才能保证乳汁的正常分泌。忧虑、惊恐、恼怒、悲伤、焦急等不良情绪都会使乳汁分泌减少，甚至突然停止。所以产妇应切忌生气、着急，要保持家庭关系和谐，生活安宁，环境清静，这些精神或情绪因素要比大鱼大肉丰盛的饮食重要得多。

2.科学营养，不宜过量。一般哺乳期妇女每天所需要热量比普通人多约1000卡，每天需要蛋白质100克、钙20克、铁15毫克、维生素C150毫克。要想满足这些要求并不难，主要是提高饮食质量，在量上则不宜过多，不要吃过于油腻的食物，要以新鲜蔬菜、水果、鸡汤、排骨汤、鱼汤、牛羊奶、鸡蛋为好。有人错误地认为，加强营养就是猛吃鸡鸭鱼肉，其实这样是非常不科学的，会使哺乳期妇女体重增加过多，随之血脂及胆固醇急骤升高，从而造成肥胖，更严重者还有可能会失明。北京中医药大学东直门医院眼科的一位张医生，很早以前就报道过产妇因每日营养过于丰富，最后导致双目失明的悲剧。

3.睡眠充足，活动适度。产后女性一般体质虚弱，所以应卧床休息，避免风寒和坐立过久。过早接触凉水会关节疼痛；缺乏睡眠会乳汁不足；紧张劳累会乳汁减少。这是保健常识，所以产后妇女应充分休息，保证充足的睡眠，但轻微的适度的上肢活动可促进乳腺血液循环，增加乳汁分泌。产后两个月以后，可适当参加一定的活动，如做家务或轻体力劳动，但要量力而行，不可过分劳累及紧张，更不要上夜班。

4.避开毒品，慎用药物。在妊娠期和哺乳期，凡是与苯、汞、铅、氟、有机磷等有毒物质及放射线相关工作的，都不要去接触，因为这些有害物质会使乳汁分泌量减少，增加新生儿患病率和死亡率。另外，哺乳期不宜服用避孕药和其他激素类药物，慎用抗生素，这些东西会抑制乳汁分泌，对乳房造成危害。

或许有人会问：哺乳多长时间最合适？是不是时间越长越好？一般来说，哺乳时间以8～12个月最合适，最短不宜少于6个月，最长不宜超过18个月。时间过长或过短对乳房都极为不利。哺乳时间过长，会使母亲体质虚弱，抵抗力下降，加速衰老，甚至还会引起卵巢、子宫的萎缩，造成长期闭经，这些因素都会导致发生乳腺癌，所以在农村，那些多胎的、长期哺乳的妇女的乳腺癌发病率最高，再者，长期哺乳也会造成乳房萎缩、松弛下垂，容易发生导管扩张症或乳头溢液；哺乳时间过短，乳房没有充分发挥其功能，基本上与未哺乳一样，对乳腺没有产生任何保护作用。腺体退化不良，持续性增生，容易发生乳腺疼痛或增生症。因此，凡是有条件的妇女，应尽量争取哺乳半年以上，这对孩子和自身都是有好处的。

总之，哺乳期做好乳房护理对预防乳房下垂，避免乳头损伤及乳腺炎甚至乳腺癌的发生，都有很大的作用。同时也可以保证婴儿吃到足够的乳汁，使其健康成长。

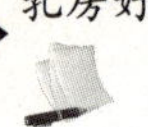

断奶期——顺利断奶，避免淤积，避免乳房随着断奶而萎缩

乳房萎缩、下垂是新妈妈们在给婴儿断奶后经常遇到的烦恼。门诊中，本人也经常遇到这样的女性，但经过检查后并没有发现乳房有任何器质性病变，这到底是何原因？很多人把它归根于哺乳。这种说法并不完全正确，因为若是能够正确哺乳，不仅会使乳房变得更加丰满、结实，还可以帮助产后子宫收缩，减少女性患乳腺癌、卵巢肿瘤等疾病的机会；相反，如果哺乳方式有误，或者忽略了对乳房的呵护，那么断奶后乳房萎缩和下垂就是必然的事情了。

当然，除了不注意哺乳期和哺乳后的营养补充及乳房保护可造成乳房萎缩和下垂外，还有两个原因值得注意。

一是缺乏激素的支持。由于怀孕后大量雌激素、孕激素和胎盘生乳素等激素的作用，乳腺管增生，腺泡增多，脂肪含量增加，乳房更加丰满。一旦分娩，垂体生乳激素便开始发挥作用，产妇开始泌乳，进而抑制卵巢功能，月经停止。断奶后，一般妇女的卵巢功能会很快恢复，但也有一些妇女，由于哺乳时间过长，或卵巢功能受抑制时间较长，恢复得比较慢。这样就会导致女性激素水平下降，乳腺腺体萎缩，腺泡塌陷、消失，结缔组织重新取代脂肪组织，乳房随之就会出现萎缩现象。由此可见，卵巢激素分泌减少是导致乳房下垂的主要原因之一。

二是缺少性刺激。有些哺乳期妇女对新生儿过于关注，或对分娩有恐惧心理，害怕再次怀孕，因此性生活比较少，但根据前面所讲，有规律的性生活能够有效保护乳腺，一旦性生活缺乏或性冷淡，必然会对乳房产生负面作用，从而就有可能导致乳房萎缩。

那么怎样才能预防和矫正乳房萎缩下垂？应及早行动，从怀孕期和哺乳期就开始做相关的保健工作。如在怀孕期间，一定要保持乳头清洁，防止产后乳腺炎的发生；从哺乳期开始，就要坚持戴合适的胸罩，支撑乳房，以维持正常的血液循环，否则重量增加后的乳房会明显下垂；合理安排哺乳期生活，保证营养和充足的睡眠；哺乳时间应适可而止，一般9个月后乳汁的分泌量日渐减少，乳腺自行复原；另外，产后要认真落实避孕措施，在无特殊情况下，产后两个月恢复性生活。进行性生活时，要让乳房接受一定的性刺激，或平时自己多按摩双乳，这样可以促进乳房的血液循环及乳腺的发育，有利于断奶后乳房的恢复。

除了以上措施外，还可以通过运动和调理饮食的方法来达到乳房健美的目的。

运动方面，产后妈妈如果能做一些简单的扩胸运动对乳房恢复很有好处，通过锻炼胸部肌肉使乳房更加坚挺、结实和丰满。但健胸运动不是一日之功，长期坚持，效果才会明显。还有一些产后恢复体操，新妈妈们在做的时候一定要根据自己的身体恢复情况来进行，注意运动强度，不要做太过激烈的运动，锻炼时应从轻微运动开始，循序渐进，必要时咨询妇产科医生。此外，如果在哺乳期间进行健胸计划，还应该避免过于剧烈的手臂运动，要大量喝水以防止脱水。

下面介绍几节既能增强胸大肌同时又简便易行的体操。

1.含胸、挺胸，快速交替，重复20～30次。

2.两手合掌，在胸前用力对掌，然后向前方推出，重复8～10次。

3.双臂自然下垂，手掌向前。双臂从体侧向上平举（似托起物体）。平举时两臂向内夹紧，待举起后迅速相握伸直，举过头顶，重复10～20次。

4.两手用力握拳，两臂在脸前交叉，然后向斜上方举起，举臂的同时挺胸，重复10～20次。

这四节体操非常容易，不需要任何器械，且随时都可以做。长期坚持，可使乳房变得结实、富有弹性，能有效预防胸部萎缩、下垂。

饮食方面。断奶后要经常吃一些营养丰富并且含有足量动物脂肪和蛋白质的食品，这样可以使乳房内的脂肪含量增加，使乳房变得更丰满。另外，许多爱美的妈妈在产后为了使身材尽快恢复到怀孕前的状态，会采取节食减肥的方法，这种做法无疑会导致乳房内的脂肪减少，从而导致胸部变小甚至下垂。

此外，还要多吃富含维生素E和B族维生素的食物，如瘦肉、蛋奶、豆类等，也有利于乳房健美。

老年期——切莫忽视对乳房的保健

很多老年女性朋友认为，自身卵巢萎缩，功能退化，雌激素和孕激素分泌减少，乳房也已经萎缩，因此就不需要什么特别的保健了。其实这种想法是非常错误的，很多临床案例表明，45岁以后是乳腺癌的高发年龄，所以在老年期这个特殊的阶段，女性朋友们更应注重对乳房的呵护。

老年女性朋友绝经后，由于体内雌性激素的减少，乳房体积变小、松软下垂，皮肤皱纹增加，有的甚至整个乳房最后只剩下皮肤皱襞、乳头和乳晕。另外，由于老年妇女乳腺癌高发，因此应坚持每月一次的乳房自检，每年至少一次到专科医生那里进行体检，随时注意乳房的细小变化，发现问题，立即检查治疗，不可粗心大意。

那么对于老年女性朋友来讲，究竟如何做好乳房保健？主要有以下四点。

1.调节好内分泌，延缓生理性衰老。老年期女性需要自我调节内分泌，调节体内的激素水平，这样才能平稳地从更年期向老年期过度。对此，除了服用一些调节内分泌的药物外，还可通过合理的膳食来进行调节，多吃一些对乳房健康有益的食物，从而达到保健乳房的目的。

2.不要忽略了新型胸罩对乳房的保健作用。很多老年妇女在穿戴胸罩上不讲究，一直戴着传统的老胸罩，有的甚至干脆不戴。这样很不对，因为乳房的保护是随着年龄而不断变化的，穿戴胸罩也要根据实际情况进行变化。新型的胸罩可以托起乳房，避免下垂松弛，又有补垫，可使不太丰满的乳房显得丰满。

3.要保持良好的生活习惯。人到老年，仍需要保持中青年时代良好的生活习惯，尤其是在饮食起居方面，少吃含高脂肪的食物，不吸烟、不酗酒，生活有规律，保持愉快的心情。平时还要特别注意加强身体锻炼，尽量避免身体发胖，保持良好的体形。这样不仅有利于体形健美，同时也能减少患乳腺癌的几率。

4.要把预防乳腺癌作为保健的重点。老年女性朋友的主要乳腺疾病就是乳腺癌，因此对于乳房的任何异常症状都要高度重视，尤其是当乳房出现肿块、溢液，皮肤红肿时，首先要考虑是不是患了乳腺癌。另外，由于老年妇女乳腺癌的症状不很明显，且很少有疼痛等不适感，常常是在不知不觉中发展，特别是在肥大的脂肪性乳房中，小肿块很不容易被发现，所以在进行乳腺检查时应特别仔细，利用各种体位、变换姿势进行检查。一旦乳房有异常症状，且暂时不能确诊时，应每月去医院复查一次，最长不宜间隔3个月，以免错过。

除了以上四大方面外，老年妇女还要注意，由于老年期皮肤皱纹增多，表皮容易脱落，与汗液混在一起极易刺激皮肤，引发乳房瘙痒，所以平时一定要保持皮肤清洁柔润，经常洗头，洗澡，勤换内衣。

第七章

如何正确应对丰胸诱惑

千万不要滥用美乳保健品

乳房在女性曲线美中具有举足轻重的地位，大部分女性都渴望自己的双乳能够丰满性感。在这种心理支配下，不少自卑于自身乳房缺陷的女性希望借助外界手段让胸部尽快地挺起来。于是，美乳霜、丰乳药、健乳器等这些美乳保健品就被广泛运用了。但实际上，这些东西真的能发挥出奇效吗?

纵观目前关于美乳保健品的宣传广告，其中所宣传的重点无非只有一个，即不含激素，能够促进乳房的再次发育。这话乍听起来很诱人，但事实并非如此。以美乳霜为例，它里面就含有大量的雌激素。

门诊中，有的病人用过美乳霜之后，乳房色素沉着，乳晕和乳头发黑，就像妊娠期妇女的乳房颜色，这是由美乳霜里含有的大量的雌激素造成的。另外，据有关部门测定后发现，目前市场上所出售的丰乳霜，绝大多数里面都含有雌激素，一些不合法的伪劣产品中雌激素的含量甚至严重超标。

为什么丰乳需要雌激素？因为雌激素是一种女性激素，多由卵巢和胎盘产生，它不仅对内分泌系统、心血管系统、肌体的代谢、骨骼的生长和成熟等各方面均有明显影响，还可促使皮下脂肪堆积，使乳房丰满，乳头和乳晕着色，并产生性欲。从这些方面来讲，女性身体里需要一定的雌激素，否则，雌激素过少就会出现月经紊乱甚至月经停止，即大家常说的更年期。但如果雌激素水平过高，就可能会使女性生殖系统患癌瘤的可能性增大，也可能患上其他妇科疾病，给身体健康带来极大的危害。

理解了上面这一点，就不难看出丰乳霜一类的药物对女性身体的危害了。丰乳霜、丰乳膏等类丰乳保健品中，含有的主要成分就是雌激素，也叫“乙烯雌酚”，这是一种由人工合成的作用很强的雌激素。对于那些正处于青春期月经正常的女孩子来说，卵巢本身分泌的雌激素量就已经比较多了，如果此时再选用雌激素药物，就可能引起子宫内膜过度增生，导致月经量增多，甚至损害肝脏和肾脏。若是在怀孕期间服用这类药物，可造成胎儿畸形，出现尿道下裂，附睾、睾丸和精子异常，甚至引起脑积水以及性成熟等影响婴儿健康成长的一系列疾病。此外，医学研究还发现，长期服用丰乳药物导致哮喘病的发病率明显上升，还促使胆汁中的胆固醇饱和形成结石，诱发胰腺炎和血液栓塞性疾病。

本人就曾经遇到这样一位患者，王女士，三十多岁，是某公司的客户经理，平时迎来送往，应酬很多，所以王女士就特别注意自己的形象。有段时间，为了矫正自己胸部不够挺拔的缺陷，王女士一次性买了四盒丰乳霜，用完之后觉得还是不太理想，就又买了四盒，接着再用。没想到，用完这八盒丰乳霜之后，奇迹还真的发生了，王女士的乳房变得不仅丰满而且坚挺。王女士非常高兴，工作上也更加自信。可是没多久麻烦来了，一天，王女士在公司加班加到深夜，就在起身准备回家的时候，突然觉得上腹一阵绞痛，而且疼痛一阵紧过一阵，脸色苍白，浑身出冷汗。见此情形，同事们赶紧把她送到了医院，经过一番检查和询问后，医生很快就给出了结论：长期服用丰乳霜导致胆囊结石。

还有一位二十多岁的李小姐，一直苦恼自己胸部过于平坦，一次在商场买了一盒丰乳霜，开始还有一定的作用，可没多久，她就发现自己原本细腻的皮肤毛孔却变得越来越粗糙，还长出了许多黑斑和暗疮。更严重的是，用完这盒丰乳霜没多久，她突然下半身不正常流血，吃了不少药都没用，最后被确诊为子宫内膜癌，必须做手术，而祸根就是乱抹丰乳霜。

由此可见，借助美乳保健品尤其是丰乳霜来达到丰胸效果，客观上情有可原，但一定要注意适度，如果滥用，就完全不可取了。因为人体是一个很奇妙的结构，凡事都要顺其自然，不能强行改变其规律，乳房发育也是这样。所以在此郑重劝告那些想要丰胸的女性朋友们，尽量不要使用美乳保健品对乳房“拔苗助长”，这样的“投资”实在不划算。平时应多吃一些动物蛋白和适量的脂肪，并坚持胸部锻炼，以促使乳房发育丰满，实现自然美。当然，这个过程虽然漫长了一些，但它毕竟符合乳房的发育规律，是一条健康的丰胸之道。

充填丰乳利弊谈

除了美乳保健品外，目前还有三种比较流行的丰乳方式，即注射式丰乳、自体脂肪移植丰乳和假体填充丰乳。这些丰乳方式从根本上讲都属于充填式丰乳，但是各自有利弊。

首先，注射式丰乳最早应用于1987年，当时所使用的注射材料是一种叫作“亲水性聚丙烯酰胺水凝胶（奥美定）”的物质。这种丰乳方法操作简便，只需将“奥美定”注射到乳腺与胸大肌的间隙就可以了，但是对医师的技术要求非常高，必须把注射材料精确地注射在间隙位置，如果打在肌肉上，就会导致无菌性肌炎；如果打在乳腺腺体上，就会产生硬结。更可怕的是，这种材料一旦注入，就无法彻底清除，如果坏死程度严重，就要切除整个乳房。基于注射式丰乳难以控制的副作用，2006年4月，国家药监局发文全面取缔“奥美定”。

其次，是自体脂肪移植丰乳。这种方法类似于注射式丰乳，就是将人体其他部位的脂肪细胞抽出来，再注射到乳房中，以达到丰满胸部的效果。毫无疑问，移植脂肪对人体的毒害性为零，但它却有一个致命的缺点，就是被移植的脂肪无法百分百存活，并且移植的体积越大，存活的几率越低。因为人体其他部位的脂肪被移植到乳房后，要有足够的给养才能与周围的组织环境逐渐结合，移植体积越大，需要的给养就越多，一旦出现给养不足，就会有部分脂肪细胞萎缩坏死。

最后，是假体填充丰乳。假体填充丰乳是利用人造假体将乳房承托起来的一种手术方式，目前所使用的填充材料主要有硅凝胶假体和盐水袋假体。与注射式丰乳和自体脂肪移植丰乳相比，假体填充丰乳有很多优点，如假体不会致癌或致病、手术效果可靠稳定等，最为重要的是置入的假体可以完整取出，且不会导致不可逆转的并发症。

但是作为一种医学手段，假体填充丰乳也有以下几个明显的缺点。

一是从所使用的填充材料来看，硅凝胶假体会影响X线的穿透，所以用其丰乳后，会对之后的乳房及胸部的X线检查有所影响。另外，硅凝胶假体也有破裂的可能，而人体常常无法觉察到这种意外，需要手术者每年进行一次影像学检查以排除其破裂的可能。另一种填充材料——盐水袋假体，主要缺点是手感远不如硅凝胶假体那么好，这对于那些乳腺组织本来就很少的女性来说，丰乳的效果必定不会太好。除此之外，质量不好的盐水袋假体还极易发生渗漏，由于生理盐水是在开放的情况下充注的，一旦渗漏，就很容易造成盐水中霉菌团的形成，从而危害人体健康。

二是假体存在包裹层硬化的风险。人体自身具有保护功能，会对外来的物质产生排异反应，所以当体内置入假体后，周围会形成一层膜，将假体完全包裹起来。这层膜一方面保护乳房周边组织，另一方面也可防止假体移位。但是有些手术者的排异反应特别明显，包裹膜生成比较厚，假体易慢慢出现硬化，必须再次手术更换假体。

三是假体不能终身放置。尽管目前的假体质量可靠，但是十年或二十年后，仍可能要二次手术更换假体。既然是手术，就必须要开刀，这显然是要付出代价的。

当然，尽管假体填充丰乳的方法也存在很多不足之处，但是经过多年临床验证，它仍然是目前最安全最有效的丰乳手段。

丰乳——女人的梦想与追求，要适度而行

了解中药丰胸

很多人都会把药物丰胸与真正意义上的中药丰胸混淆在一起，而在现实生活中，有些不法分子在出售不合格的丰胸药物时，往往也都打着“中药丰胸”的旗号来蒙骗顾客。那么到底什么是中药丰胸呢？

中医认为，肾主生殖发育。女性乳房发育不良，第二性征不明显，大多都是因为肝肾虚所导致。借助中药，从补肝益肾，健脾养胃入手可全面调节机体内分泌功能，使机体雌性荷尔蒙分泌水平增加，促进乳房二次发育从而达到丰满、坚挺的效果。此外，从中药的分类来讲，丰胸类的应属于补益类药品，医生会根据每个人的不同情况合理对症用药，所以在丰乳的同时还可增强体质，充沛精力，提高抗病能力，改善睡眠，提高记忆力，调节月经，推迟绝经期，延缓衰老，尤其对于那些体质虚弱多病的女性，运用中药丰胸更是益处多多。

一般来说，常见且效果比较好的丰胸中药材有以下几种：

葛根 号称“民族植物”，主要成分为淀粉，此外还含有约12%的黄酮类化合物，以及人体所需的十多种氨基酸以及微量元素。葛根有丰胸美颜的功效，主要是因为其中所含的异黄酮，是一种植物激素，在分子结构上与人体自身分泌的雌激素非常相似，所以能够与身体各个系统、器官组织细胞表面的雌激素受体结合，从而发挥效应。另外，与其他调节女性内分泌的药物相比，葛根异黄酮的独特之处在于可与体内雌激素受体抢先结合以及作用温顺，对身体没有大的危害。

不过需要注意的是，在服用葛根时要听从医生的建议，不能胡乱吃。目前市面上常见的葛根粉等保健美容品，多是经过加工，和其他成分调和在一起的，在保证质量的前提下可以适当买一些来食用。

藏红花 是一味很不错的中药，它的主要治疗价值在于通经化淤。据《本草纲目》记载，躲红花能“活血，主心气忧郁，又治惊悸”。因此躲红花不仅具有舒经活络、通经化淤、散郁开结的作用，还能消肿止痛、凉血解毒，尤其是对于那些经常“郁闷”的人，长期坚持服用可以平缓人的心绪，并大大提高人体免疫力。躲红花的这些妙用对女性体内调理大有裨益，内里健康了，乳房自然也会好。想要用这味中药来丰胸，你不妨以一茶匙晒干的躲红花，加一杯开水进行冲泡，等凉后滤掉残渣，加入蜂蜜调匀就可以了。不过要注意，用躲红花来制茶泡服的时候，只适合单泡，不适合搭配其他花茶。

红枣和桂圆 红枣具有很高的药用价值，性平、味甘，具有补血安神、补中益气、养胃等效用。自古以来人们就把它当做滋补营养品，现代医学研究也发现，红枣能使血液中的氧含量提高，滋养全身细胞，是一种药效缓和的强壮剂。桂圆则滋阴补肾、补中益气、润肺、开脾健胃，并保心安神、养血健脾，尤其是对于那些气血不足及心脾虚弱的女性，尤为合适。

当归、淮山和人参 当归属于伞形科多年生草本植物，药用其根，主要功能是补血和活血，主治月经不调、血虚眩晕等症；淮山的药用价值很独特，不仅具有健脾、润肺、固肾、益精之功效，同时对消化系统疾病以及糖尿病具有较高的治疗功效；人参的好处自然不用说，补虚、抗衰老、延年益寿，生津补血、滋阴补阳，这些用途对于丰胸都有很大的帮助。

由此可见，这些具有丰胸效果的中药材，其实都不是直接作用于乳房的，而是补气养血，通过健康调理身体的方法来达到丰胸的目的。因此运用这些药材来丰胸，往往要比某些刺激性方法更能够使女性受益。

好学好用的中医经络丰胸

中医经络丰胸也是目前比较流行的一种丰胸方法，经过多年的临床验证，它的确是一种效果良好同时又对健康没有损害的中医丰胸法。此法不使用任何药物，而是以疏通经络为主，没有任何副作用，也无任何痛苦，同时还可以治疗乳腺增生、痛经、月经不调等症，因此深受众多女性的欢迎。

事实上，经络丰胸根据的是乳房与经络之间的关系。人体经络是运行全身气血、沟通脏腑肢节、上下内外的通道，就好比是高速公路，气血就像是在高速公路上奔跑的汽车，只有“路”通畅了，“车”才能正常运行。而乳房与经络是密切相关的，因为人体的十四经脉中有三分之二就分布在前胸这个部位，比如前正中线上的任脉，旁开的足少阴肾经、足阳明胃经、足太阴脾经、手太阴肺经等，这些经脉畅通与否，直接决定着供应乳房的气血。一旦出现闭塞，就会影响乳房的发育，使其出现扁平、下垂、松弛等各类胸型。

所以中医经络丰胸就是通过按压其有效穴位，根据丰乳者的不同情况，辨证施治，制定不同的治疗方案，使其经络快速畅通，并通过局部按压，改善血液循环，激活乳房组织自身激素的敏感性，提高人体内分泌功能，增加卵巢分泌乳腺发育所需要的雌激素和孕激素，以促使乳房自然增大、提升。

那么运用经络丰胸时怎样寻找穴道？刚开始当你用手指触压到穴道点时，会感觉特别柔软，好像这里面有个凹洞。找到这一点后，顺着手指，稍微用力按压，会产生轻微酸麻的反应。如果你的感觉比较敏锐一点的话，还会觉得在手指按压的地方有轻微的温热，此时就代表你真正找到相应的穴道了。

找到穴道后，要按照下面的方法进行手指按压：首先，以拇指内侧指关节压住穴道点，然后注力往下压。往下压的同时，心中默数6个数，当数到6时，指力应当已经深入穴道点。最后可以再稍稍停留2～3秒，然后数5、4、3、2、1，渐渐全部松开。但要注意，这个时候拇指不要挪开，仍要停留在穴道点上2～3秒，接着重复指压动作。每个穴道至少按5次，才具有效果。

为了帮助女性朋友们更好地运用中医经络丰胸，下面附上与此相关的穴位图，大家平时没事的时候，不妨运用上面所讲的指压穴道方法按压一下，只要每天坚持不懈地去做，肯定会达到健康丰胸的目的。

天宗穴：用中指和食指指腹按压5～8次。

屋翳穴：用两手食指同时按压该穴8次。

中府穴：用两手大拇指关节处，同时对该穴按压8次。

天溪穴：用两手大拇指关节处，同时对该穴按压5次。

膻中穴：用大拇指关节部位按压5次。

乳根穴：用两手大拇指关节处按压住两边乳根穴，指压5次。

曲泽穴：在手肘内侧的横纹中点部位，用大拇指关节进行按摩，指压8次。

内关穴：在手腕横纹上2寸的两筋中央位置，用大拇指关节指压8次。

肩井穴：利用食指指腹指压该穴8次。

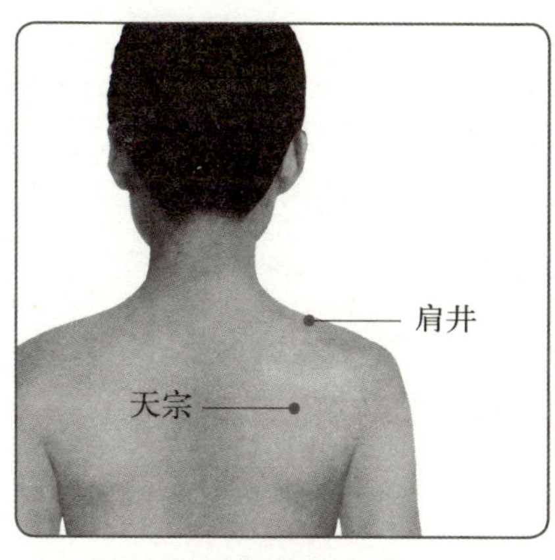

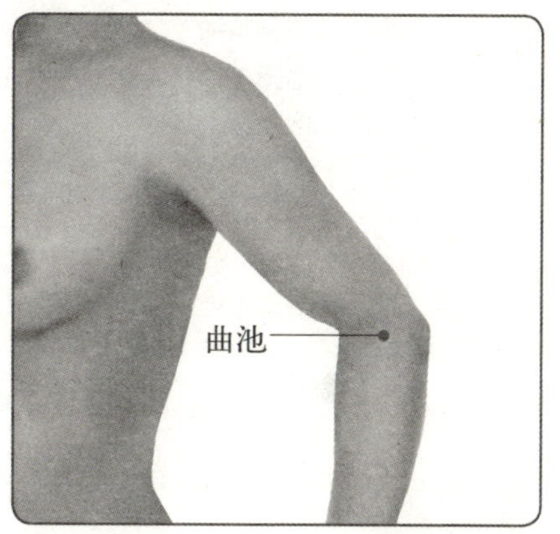

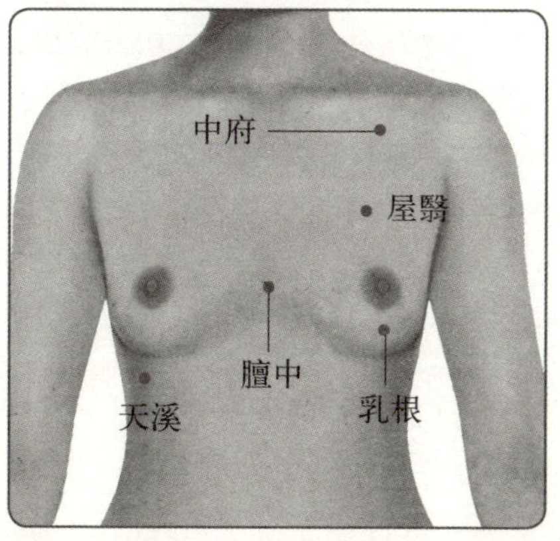

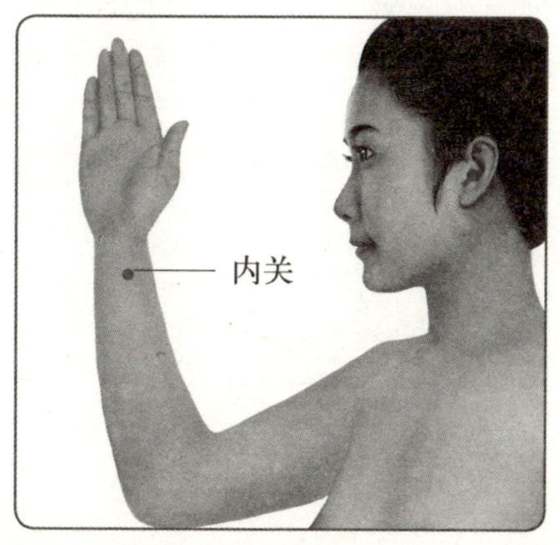

名医来了

乳房好女人才好

杜玉堂大夫教你
中西医结合防治乳房疾病

特别鸣谢　赵广娜
插图手绘　赵　珍
图片提供　达志影像